キング・オブ・アーユルヴェーダ

シロダーラの奇跡

「美しさ」と「生命力」を同時に手に入れる驚異の施術

一般社団法人
日本シロダーラ協会代表理事
田畑優美子

BAB JAPAN

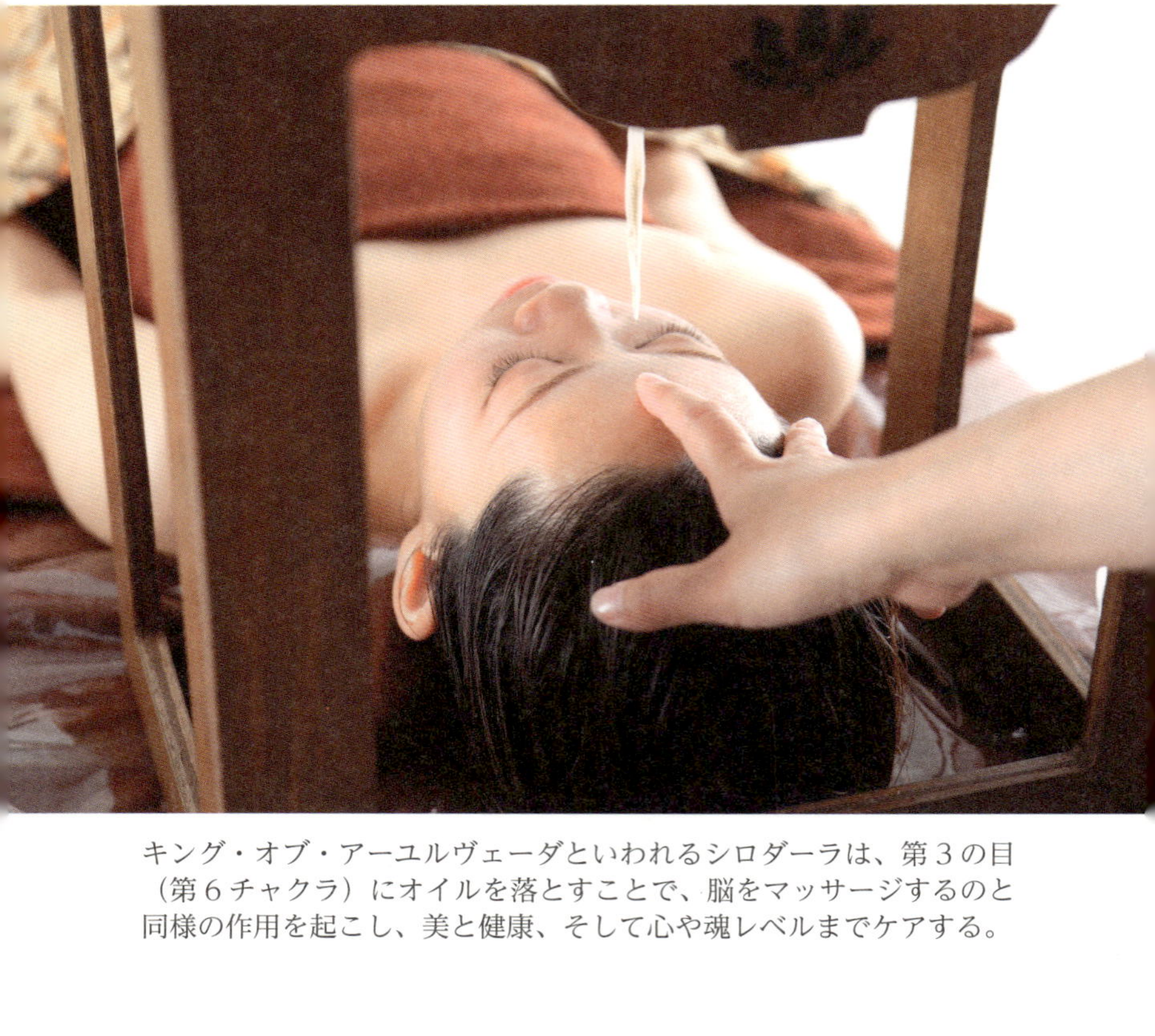

キング・オブ・アーユルヴェーダといわれるシロダーラは、第３の目（第６チャクラ）にオイルを落とすことで、脳をマッサージするのと同様の作用を起こし、美と健康、そして心や魂レベルまでケアする。

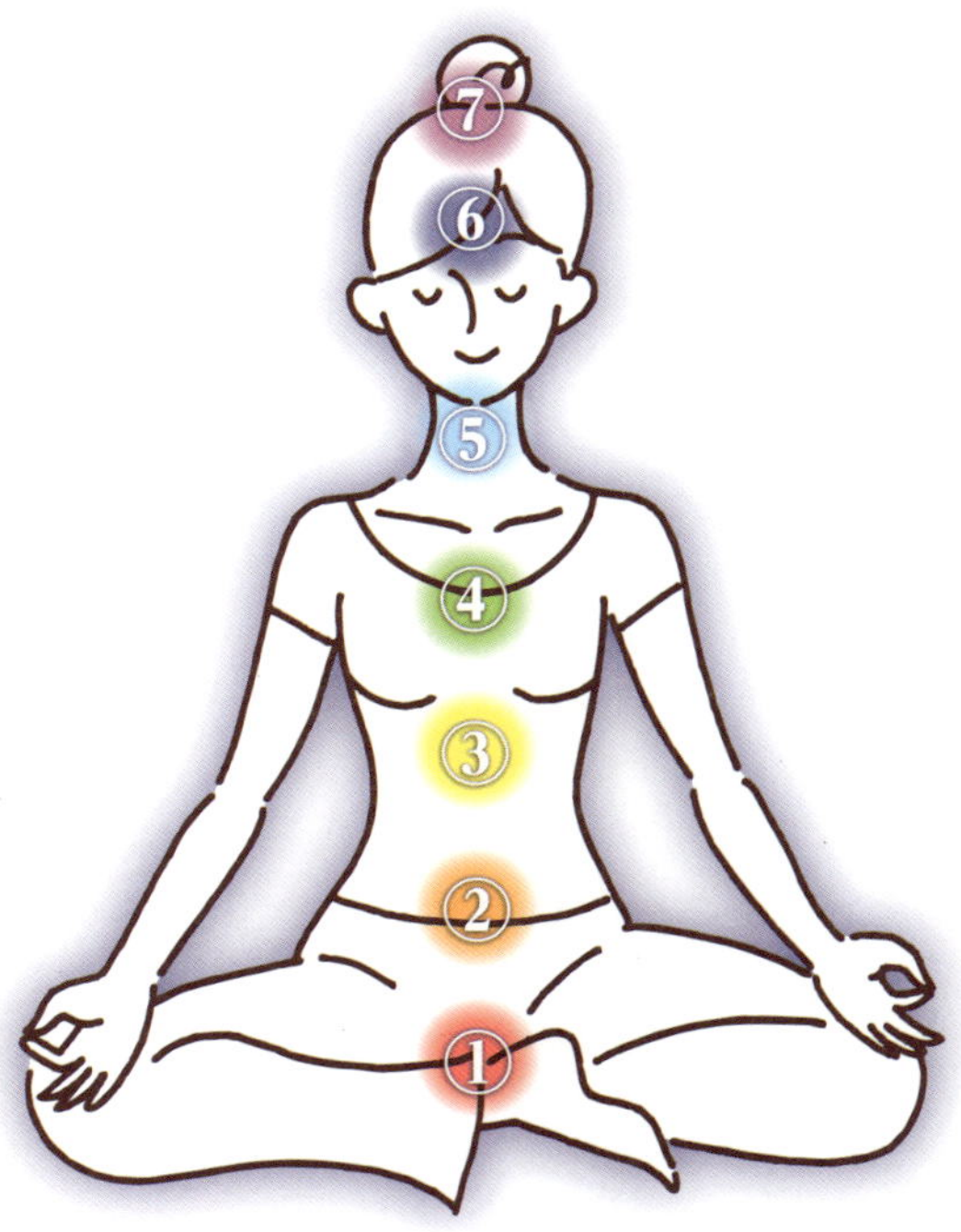

チャクラを通して身体にエネルギーが取り込まれると考えられている。
取り込んだエネルギーはそれぞれ内分泌、器官に分配される。
① 第一チャクラ　内分泌：生殖腺　器官：尾骨
② 第二チャクラ　内分泌：脾臓　器官：性器
③ 第三チャクラ　内分泌：副腎・膵臓　器官：肝臓
④ 第四チャクラ　内分泌：胸腺　器官：心臓
⑤ 第五チャクラ　内分泌：甲状腺　器官：咽頭
⑥ 第六チャクラ　内分泌：脳下垂体　器官：脳
⑦ 第七チャクラ　内分泌：松果体　器官：頭蓋骨上部

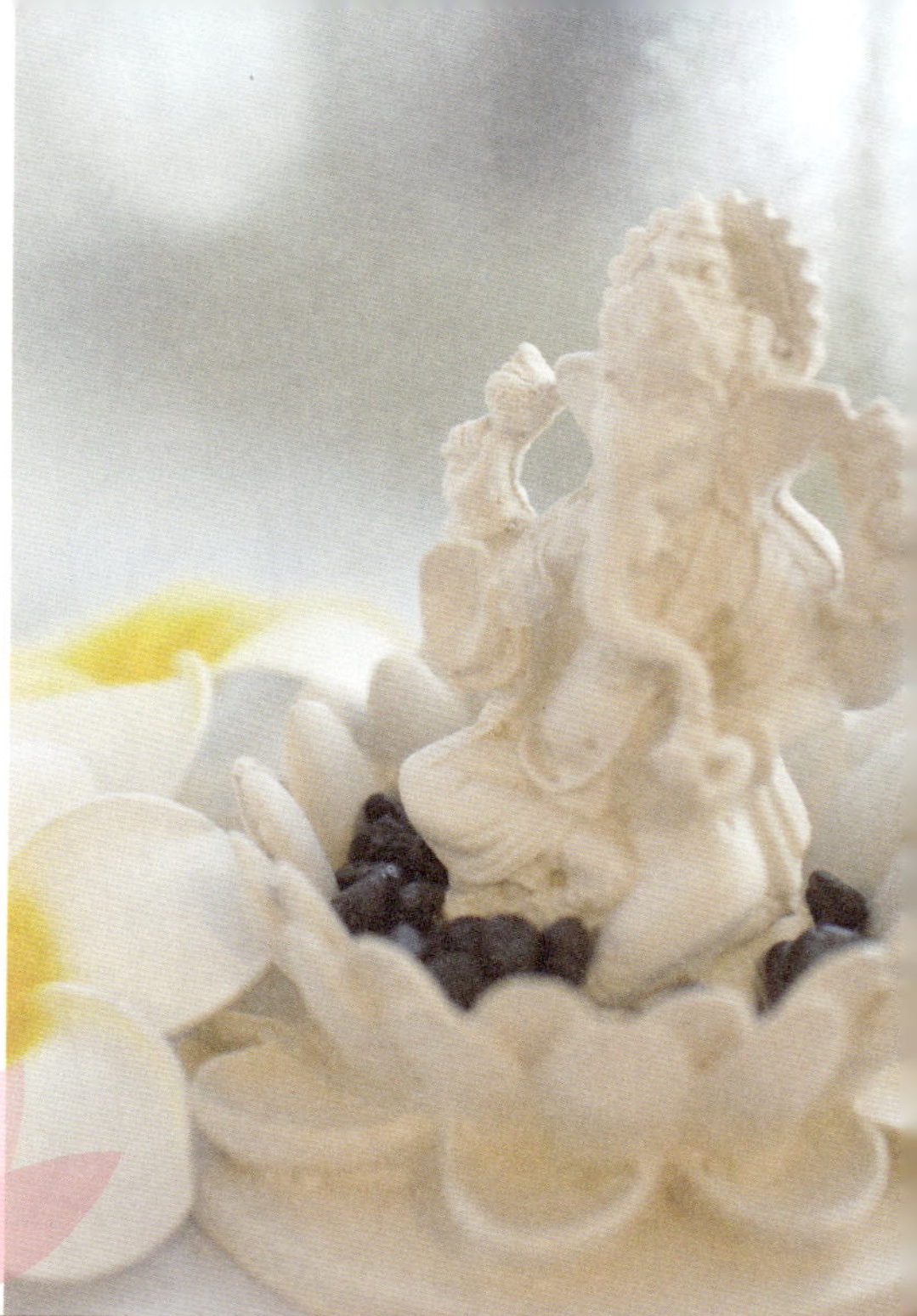

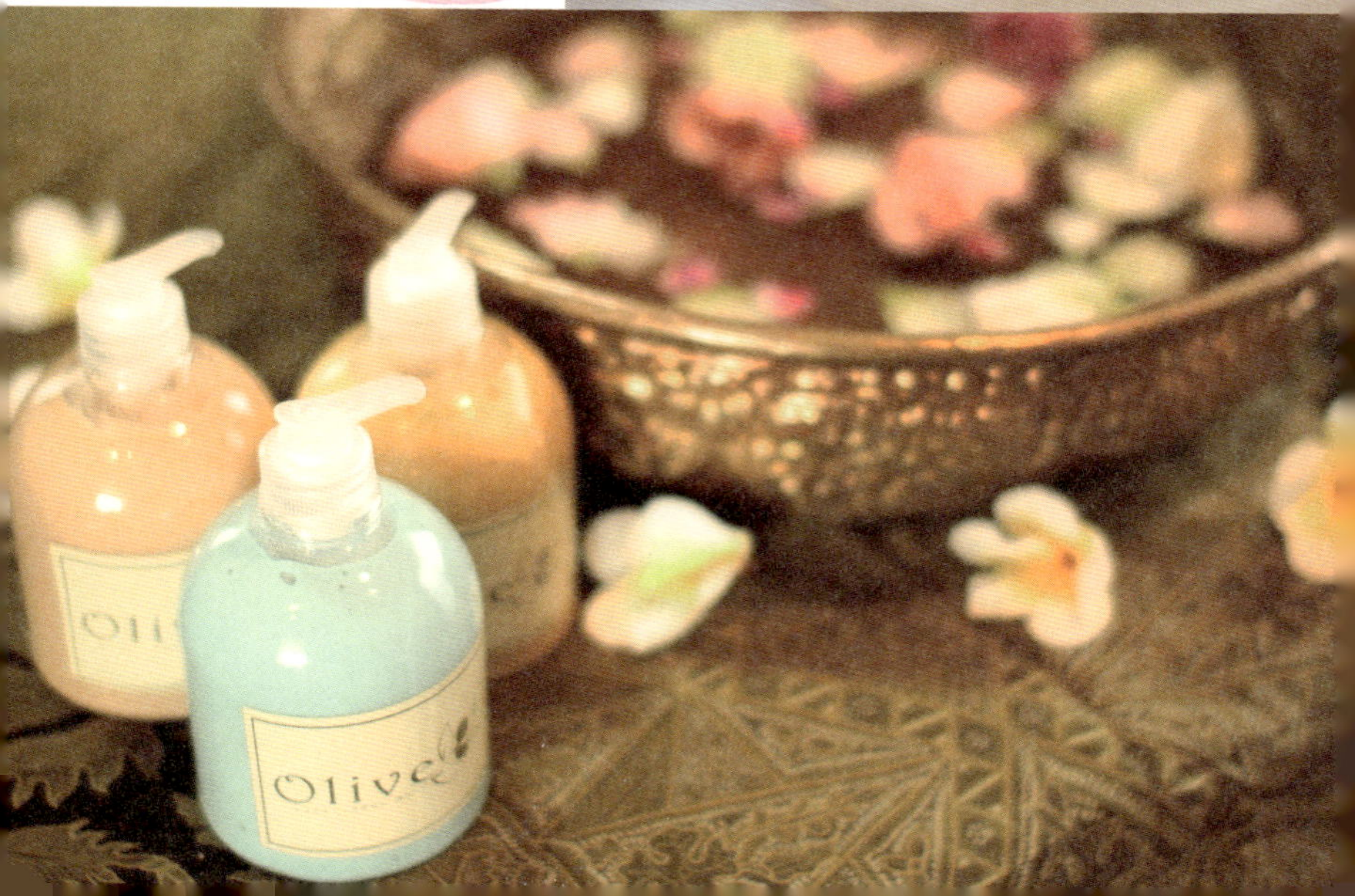
Olive

はじめに

これまで、シロダーラについて自分なりに研究し、数えきれないほどのトリートメントを行ってまいりました。

このたび、培ってきた経験と、クライアントのお声などを書籍として発信させていただくことを、非常にありがたく思っています。どこまでお伝えできるのかという不安と、シロダーラの素晴らしさを知っていただく活動家としての使命感などが交錯するなか、今、自分自身がシロダーラを心から愛していることを再確認しています。

「なぜシロダーラなの？」というご質問をよくいただきます。

そのような質問を受けるのには、理由があります。

それは、専門学校の講師としてホットストーンなどの講義もしていること、アーユルヴェーダに関するスクールでは、シロダーラに限らず、さまざまな講義をしていることなどからです。とりわけセラピストとしては、フェイシャル技術において、エステティックグランプリ全国大会で技術部門「グランプリ」を獲得しています。せっかくの冠《かんむり》をもっとアピールしたほうがよいのでは、と心配のお声もいただいています。

そんなわけで、「なぜシロダーラなのか？」というご質問はしごく当然だと感じます。

ですが、私の答えは一貫しています。

「シロダーラほどすごいと思わせるメニューはそうないから！」

セラピストとしてトリートメントを行うことは大好きです。クライアントのお悩みに寄り添い、最高のパフォーマンスを発揮していきたいと、いつも考えています。

健康な方にはその健康を維持していただくためのトリートメント。

体力のない方には元気になっていただくためのトリートメント。

ストレスを抱えている方には、癒やしのトリートメント。

これはセラピストの皆様、共通の思いでしょう。

私はどんなお悩みにも確実に応えられるのは、シロダーラだと確信しておすすめできるのです。

ですが、そのシロダーラの素晴らしさに気づくまでには、かなりの時間が必要でした。

5000年もの間、歴史に淘汰されることなく、現代まで生き続けた施術には、流行ではない本物の力があります！

しかし、私自身は5000年生きているわけではありません。試行錯誤しながら、時には失敗もして、シロダーラの世界にどんどん没頭していきました。気がつけば、寝ても覚めてもシロダーラを考えるようになっていました。そのなかで発見したこと、感じたことを、この本でできる限りお伝えしていきたいと思います。

そして、少しでもたくさんの方にシロダーラを体験していただき、珍しいと思われているシロダーラが、あたりまえに受けたいと思われるメニューになってくれたらと思います。なぜなら、シロダーラはストレス社会で生きる私たちに、必要不可欠なメニューだと思うからです。

この本が皆様の健康に役立つことを心から願っています。

「美しさ」と「生命力」を同時に手に入れる驚異の施術
〝キング・オブ・アーユルヴェーダ〟
シロダーラの奇跡　もくじ

第二章　アーユルヴェーダとは……自然医療が導く心身の健康と美

第五章　シロダーラQ&A……知れば知るほど試してみたい驚異の施術

※「ダーリスト」は一般社団法人シロダーラ協会の登録商標です。

イラスト◆佐藤未摘
デザイン◆石井香里

第一章

がんが消えた

5000年の伝統医療がもつ恐るべき底力

アーユルヴェーダを書籍やネットで調べてみると、インド大陸の伝統医学で、世界三大伝統医学の一つ、と紹介されています。「医学」とあるとおり、いかにアーユルヴェーダが、健康と深く関連しているかがうかがえます。

西洋医学では、病気は患ってから治すことが通常ですが、アーユルヴェーダでは病気になりにくい心身を作ることを重んじており、病気を予防し、健康を維持する「予防医学」の考え方に立っています。

実際、私が代表を務める「一般社団法人日本シロダーラ協会」では、アーユルヴェーダのなかでも、とくに「シロダーラ」という施術に特化し、お客様にトリートメントさせていただいています。たくさんのダーリスト（協会でシロダーラを学び、クライアントにトリートメントを許されている会員）が、シロダーラでトリートメントした結果、美容や健康面ともに、得られた実績などを協会に寄せてくださいます。その効果と素晴らしさには、日々感動しています。私自身も体調のすぐれないクライアントを施術し、美容だけでなく、体調面でも満足いただけているケースは数多くあります。

もちろん、すべての方に効果があるとはいえませんが、これまで寄せられた報告のなかから、とくにご紹介したい例を参考までにあげていきましょう。

1
手術、抗がん治療だけでは効かなかったがんが、シロダーラを受けて驚きの結果に

（女性　セラピスト　E様）

ある日、友人から久々の電話を受けました。

「シロダーラを受けたいんだけど……」

「久しぶりね！　喜んで施術させていただきます♪　いつにする？」と、私はさっそくご予約の日を確定し、友人の来店を楽しみにしていました。

彼女は30歳代後半、個人サロンのオーナーとして、またセラピストとして、お客さまに愛される素敵なサロンを運営していました。

施術当日、友人とはいえ、私も友人もプロのセラピストですから、トリートメントの前には、しっかりとカウンセリングをさせていただきます。体調やお悩みを聞くと、彼女は重い口を開いて、ポツリポツリと話してくれました。

「実はがんと診断されて、つい最近まで治療をしていたの。心配かけたくなくて、ま

わりには言わずに、がんばっていたの」

私は彼女になんと返答してよいかわからず、言葉が出てきませんでした。

そのあと、なぜシロダーラを予約してくれたのかを教えてくれました。

お客様のトリートメントに精を出す日々を過ごしていたところ、身体の不調で病院に行き、思いもかけず自分ががんと診断されたのです。医師の診断では、手術をし、半年の抗がん治療を行うとのこと。彼女は医師の指示どおり手術を受け、お客様に半年間のお休みをいただいて抗がん治療に専念しました。

抗がん治療は彼女にとって副作用との闘いでした。治療が苦しくて死にたくなるような気持ちにもなったそうです。ですが、必ず元気になって、お客様のもとに帰る！それが彼女の支えになっていました。

半年が経過し、がんの検査結果が出ました。けれど、治療効果を表す腫瘍マーカーは消えていなかったのです。医師からは、まだ若いから徹底的にがんをやっつけたほうがよい、あと半年抗がん治療を続けましょう、と言われました。

彼女はショックを受けながら考えました。このつらかった治療を、あと半年続けられるだろうか？　続けたとして、お客様は1年も自分を待ってくれるだろうか？　お客様は待っていてくれたとしても、自分にトリートメントをする体力は残っているのだろうか？

自分はセラピストとして人の健康に力を尽くしてきたんだから、今度は自分の健康のために、何か方法を見つけられないだろうか？

彼女はがんについていろいろと調べました。そして、食事や身体によい健康法なども、自分なりに実践していこうと決めました。

そのなかで、インターネットに「シロダーラががんに効果的」という記事を発見したのです。シロダーラといえば「田畑さん！」と思い出し、私に連絡をくれたそうです。思い出してくれたのはとてもうれしいのですが、彼女の大きな病気のことを聞くと、医師ではない、セラピストという立場で治すということはいえません。

私は、医師の指示を仰いでからトリートメントを受けてほしいとお願いしました。しかし彼女は、医師に相談すると必ず抗ガン治療をすすめられる、自分の判断でシロダーラを受けたい、あなたにはどんな結果が出ても迷惑をかけない！　と強い意志を見せました。

私も友人として彼女の力になりたい気持ちがありました。そこで、これからまた、がんと向き合う闘病生活のストレス軽減に役に立つなら、と、トリートメントをさせていただくことになりました。

最初のころはシロダーラに慣れていただくために、週に3回、約30分のトリートメントを行い、翌週は週に2回、次に週に1回と、様子を見ながら、最終的には約10日に1回、シロダーラをさせていただきました。3か月後に、再度がんの検査があるので、それまでは集中してシロダーラを受けたいという要望に、私も真剣に向き合いました。いよいよがん検査の日を迎えました。結果は「腫瘍マーカーが消えた」という、驚きのものでした!!

私も報告を受けて胸をなでおろし、心の底から安心しました。

しかし、一番驚いたのは、彼女自身でしょう。もちろんシロダーラだけでなく、セラピストとして、食事などの健康管理もがんばっていたと思います。しかし、医師があと半年必要だと言っていた治療が、副作用の苦しみもなく、3か月で元気になれたのです。

彼女は、これはやっぱりスゴイ! と、身をもってシロダーラのよさを知りました。

その後、シロダーラの施術法を学び、彼女自身がクライアントにシロダーラを行うダーリストになりました。

私も彼女の役に立てたことは、セラピスト冥利《みょうり》に尽きる思いでした。彼女を通して、シロダーラががんの闘病を助けてくれることもあるのだと、学ぶことができました。

2 シロダーラが抗がん治療の苦痛を軽減

（女性　OL　H様）

彼女は私の遠縁にあたります。協会のスタッフの1人に親戚がいて、そのスタッフの義理の妹にあたる人でした。

H様は働き者で世話好きで、みんなに頼りにされる女性です。がんばり屋さんの彼女はついつい無理をして、自分のことより人のために動いてしまいます。そんな彼女が体調を崩して病院に行ったところ、かなり進行したがんであることがわかりました。すぐに入院し、手術が行われました。拳大ほどの大きながんを切除し、そのまわりのリンパや浸潤したところも、取れるだけ取ったそうです。そして、医師の指導のもと、半年間の抗がん治療がスタートしました。

弊社のスタッフは、17ページでご紹介した、がんの方が元気になったことを知っているので、H様に「とにかくシロダーラを受けてほしい！」と説得しました。

H様はもともとトリートメントには興味がなく、「シロダーラ?」と、その名前もはっきりとご理解されていないようでした。ですが、スタッフのあまりに熱心な説得に、医師と相談しながら、シロダーラを受けていただくことになりました。

医師も「患者に施術するリンパマッサージ」などの資料も提供してくれて、よい環境でシロダーラをさせていただけました。抗がん剤は半年の間、毎週投与されることになりました。

1回目のシロダーラは抗がん剤が投与されて2、3日後でした。たった1回の抗がん治療なのに、とにかくつらいと涙されていたことは、今でも忘れられません。がんばり屋さんで弱気なところを見せない彼女でも、抗がん剤の副作用は耐えがたいものだったのでしょう。

2回のシロダーラは、抗がん治療の翌日でした。するとその週は副作用が少し楽だったようです。そのため、3回目以降は抗がん剤を投与した翌日にさせていただくことになりました。

1か月が過ぎ、2か月が過ぎていくと、本当にがん患者なのかと思うほど、肌の色つやもよく、痩せていくこともなく、家事もこなし、調子のよいときは仕事にも行っていたそうです。

ただ、彼女の髪の毛は抜けて、ウイッグや帽子をかぶる姿が、彼女の病を思い出させていました。トリートメントのたびに抜けていく髪の毛に、彼女のほうがダーリストの私たちに「ごめんね、ごめんね」と謝り、私たちは恐縮したものです。「気にしないでください」と言いながら、H様の気遣いに胸が締めつけられました。

私たちができることは、シロダーラのトリートメントを精一杯快適に行うこと！　そして元気になっていただくこと！　毎回、そんな思いでシロダーラをさせていただいておりました。

治療もあと、残り1か月半くらいのときでした。ちょうど、彼女の抗がん剤投与の翌日が、サロンのスタッフ全員の地方出張と重なってしまいました。彼女はやさしく、こう言ってくれました。

「翌日でなくても、もう大丈夫よ！　最初のころはきっと、薬に慣れていなかったんだと思う。今では副作用もほとんどなくて、自分でも驚くくらい調子いいの！　スタッフさんが帰ってこられる翌々日に、シロダーラをしてください」

私たちは彼女の気遣いとやさしさに励まされ、抗がん剤って、慣れてくるものなのだと思いました。

ところが、それが大きな間違いだったのです。

抗がん剤投与翌々日のご予約の日、苦しみながら来店されました。早くシロダーラをしてほしい。一番はじめのときと同じように苦しい！　そのような訴えを受け、あわててトリートメントをさせていただきました。彼女はトリートメント中も、苦しそうに涙を流されていました。

つらそうに帰るH様をお見送りし、先週までの元気だったH様を思い出して、申しわけない気持ちでいっぱいになりました。

H様が帰られて4時間ほどあとに、メールをいただきました。「今、ようやく楽になってきました。シロダーラで副作用を軽くしてもらっていたことに気づきました。これからは、サロンの皆様のお仕事もあるかと思いますが、残りの治療の間は抗がん剤投与の翌日にシロダーラを受けさせてください」。

私たちはH様の姿を通して、またしてもシロダーラのすごさを思い知ることになったのです。

そして半年の抗がん治療を終え、受けた検査結果は、先述の方と同様、腫瘍マーカーが消えた、というものでした。医師も当初は、がんの大きさなどを考えると、半年で結果を出すのは厳しいのでは、との見解だったようです。

H様は治療を終えて約2年が経過していますが、元気にお仕事にも復帰し、家事もこなすスーパーウーマンとして活躍されています。

3 シロダーラを受けたら、抗がん治療の効果が上がり、副作用が抑えられた

（女性　セラピー講師　Y様）

Y様は3度目のがんの再発です。過去の2度の闘病生活では、いろいろな経験をされました。「このサプリがよいから」「このお水は効くよ」「お祓《はら》いをしないと」などなど、彼女を心配してくれる友人たちがいろいろな情報を寄せてくれたそうです。本当に心配してくれると感じる人もいれば、怪しげに感じる人もいたそうです。

しかし、彼女にとっては、命にかかわる病気を背負っているわけですから、よいといわれているものはとりあえず試してみようと、さまざまなことを試したそうです。

そんななか、3度目のがんの再発の宣告を受けました。

今まで情報をくれていた人たちも、どうしてよいかわからない状態です。

そんなとき、友人の1人からシロダーラの話を聞かされました。

実はY様とは何度か面識がありました。深く知っていたわけではなく、私にとっては、

Y様は明るく素敵な女性とだけ映っていました。

私とY様には、共通の友人Mちゃんがいました。Mちゃんもセラピストとして人の健康のためにがんばっている方です。そんなMちゃんのサロンに遊びに行き、「シロダーラって何にいいの?」と質問された私は、「なんでも♪」と笑いながら答えていました。

さらに少し詳しい話になり、がんの治療サポートにもなり得るということを知ったMちゃんは、「実はY様は、まわりにはあまり言ってないけれど、がんなの。そして今まで、長い間いろいろなことをして闘病してきたの。彼女がシロダーラを受け入れられるかどうかはわからない。でも、私からお話ししてもいい?」と聞かれました。

私に断る理由はありません。トリートメントを受けるかどうかはY様の判断するところですが、もし役に立てたらうれしいと思いました。

数日後のクリスマスの日、Y様がご来店されました。今まで、経験してきたさまざまな方法や、医師のもとで抗がん治療も受けてきたこと。それでもがんが2か所に転移していることなどをお話ししてくださいました。

こんなとき、私はいつも思います。医師ではないので、治してあげるなんていえないはがゆさ。ですが、私たちだからこそできることもあるのです。私たちセラピストができることは、お客様に寄り添ってあげること。そしてつらいストレスを少しでも癒やしてさしあげることができれば……。

シロダーラは、ストレスを解放するには最高のトリートメントです。お医者様の治療を続けていただきながら、シロダーラでつらい闘病生活を乗り越える力になれればと、Y様にお話ししました。

するとY様はしばらく考えていました。やがて、「クリスマスにここに来たということは、プレゼントかな？」と、笑顔でシロダーラのトリートメントを受けることを決断されました。

実は、医師から再発の告知を受けたのは7月。そして、この12月になるまで約半年間は無治療で、翌年の2月まではなんの治療も予定がないとのこと。

2月に検査があるので、そのときに治療プランを立てる予定になっているらしいのですが、それまで何もしないことが怖いと感じられていました。

がんが大きくなっていないか、心配して当然です。

とりあえず、彼女のために、お正月休みも返上して、毎週1回のシロダーラをさせていただきました。たった30分のシロダーラですが、何の治療もしないなか、唯一の救いになっていたようです。

そして、いよいよ2月の検査を迎えることになりました。

彼女は過去2回の抗がん治療により、免疫力が低下し、白血球が正常値（3300立方ミリメートル以上）に届かず、常に2000前後の数値になっていました。免疫力が低下していると、抗がん治療を受けられないそうです。

ドキドキしながら検査結果を待っていると、なんと白血球の数値が4150に上がっていたそうです。この半年のあいだ、シロダーラしかしていないので、シロダーラの奇跡に間違いない！　と彼女は興奮しながら、私に伝えてくれました。

これでやっと、病院での治療計画が立てられるところまできました。ですが、医師からは、抗がん剤を用いても、効果が出る確率は2割程度。抗がん剤の副作用のつらさを考えたうえで、2割の確率にかけるかどうかを考えるように、と言われたそうです。

彼女には2人の子どもがいます。すでに大きくなり、自分のことは自分でできるとはいえ、まだ結婚もしていません。親として、しっかりと見送りたいと思うのは、あたりまえのことです。たとえ2割でも、抗がん治療にかけたいと医師に伝え、シロダーラとともに、病院では抗がん治療がスタートしました。

彼女の場合、抗がん剤を入れたあとはそのまましばらく入院するため、抗がん剤翌日のシロダーラは難しい状況でした。退院してから来店されるため、抗がん剤を入れてから、4日目ほどでのシロダーラになります。そのため、やはり副作用に悩まされながらの治療となりますが、それでも、週に1回のシロダーラでずいぶん癒やされていることを毎回、お話ししてくれました。

私たちも、彼女の身体からがんがなくなるように、と願いながらのトリートメントを続けました。毎回、抗がん剤を入れたあとは、白血球の数値を検査し、下がっていたら治療が延期されます。過去の抗がん治療のときは、白血球が下がり、治療がストップする経験を何度もされていました。

しかし今回は、不思議と白血球がよい状態にキープされていました。

抗がん剤を4回入れた時点で検査を行い、治療の効果が出ているかを確認しました。なんと2つのがんが、どちらも小さくなっているとのこと!! 医師からは2割の確率と告げられたけど、抗がん治療に挑戦してよかったと、感動の報告をしてくれました。

さらに、普通ならもう、髪の毛が抜けていくころなのに、まだ髪の毛が残っているのです。

医師に、「今回の抗がん剤は髪の毛が抜けないのですか?」と質問したら、「そんなことはない」との回答でした。いつまでも髪の毛が抜けないので、治療効果がないのでは、と心配していましたが、検査結果から不安を払拭することができました。髪の毛が抜けるスピードもゆるめてくれているので、女性にとってはとてもうれしいと語ってくれました。

シロダーラは副作用をゆるめながら、治療効果を高める可能性があることに驚くばかりです。まだまだ彼女の治療は続きますが、彼女には明るい未来が見えているようです。

4 交通事故で、痛みとストレスに悩まされていた心と身体に、大きな癒やしをくれた

(女性　主婦　S様)

彼女との出会いは東京ビックサイトで開催された、展示会の会場でした。私たちの、一般社団法人シロダーラ協会も出展していて、そのブースに足を運んでくれたのでした。3日間の開催の初日に来られた彼女は、機嫌が悪いのか、「代表者は誰なの？　なに怪しいことをしているの？」と、最初からきつい言葉で話します。

私は言葉で説明するよりも、とにかく体験してみてくださいと、体験ベッドへと誘導しました。体験を終えた彼女に話しかけようとしたのですが、混雑のなか、気づけばもうすでにいなくなっていました。

展示会3日目の最終日、彼女が再度、私たちのブースに訪ねてきました。しかし、2日前の彼女とは別人のようでした。私の顔を見るなり、私の手を握り、「先日は本当に失礼しました！　私、とっても感じが悪かったでしょう？」と、話しかけてこられ

たのです。

あっけにとられる私に、彼女は次のように説明してくれました。10年ほど前に大きな交通事故に遭って長い入院生活を送り、その間に経営していたエステティックサロンを閉めたこと。頸椎《けいつい》を痛めて、自律神経もバランスをくずし、お天気の悪い日は頭が痛くなり、気分が落ち込むこと。

あとでわかったことですが、展示会初日は雨が降っていて、彼女にとっては最悪のコンディションだったそうです。そして事故の後遺症で夜盲症になってしまったことなどを語ってくれました。

けれど、展示会会場のにぎやかななかで、シロダーラを体験しただけなのに、その後、気持ちがとても楽になったとのこと。私に話しかけようとしたのですが、たくさんのお客様に囲まれている私を気づかい、その場を立ち去ったそうです。家に帰ってからも気持ちが穏やかで、事故以来はじめて夜に本を読んだそうです。

彼女は、長い間、事故の後遺症に苦しみ、痛みと不安から、神経も患い、仕事も辞めて、東京の都会から田舎の新潟に引っ越ししたのでした。これまで、ストレスをいかに減らせるかと、あらゆる努力を続けてきましたが、なかなかよい結果が出ませんでした。

そして、昔の仕事を懐かしみ、美容と健康によい情報発信の展示会に足を向け、シロダーラに出会ったのです。

彼女の話を聞いて、私自身も、シロダーラがストレスをいかに軽減してくれることができるか、明らかに変わった様子を見て、思い知らされました。

5 シロダーラの「実技講習」を受けるうち、いつの間にか鼻炎が解消

（女性　セラピスト　S様）

彼女は協会のスタッフでもあります。長年鼻炎に悩まされ、鼻炎薬を手放せない状態でした。仕事中も鼻を気にしなければならず、また、肌荒れもひどく、気になっているようでした。

セラピストという仕事柄、自分自身がつらそうに見えるのはよくないと思い、毎日鼻炎薬を飲んでいたそうです。ただ、鼻炎薬では根本的な解決になるわけでもないので、ずっとお薬に頼るのも嫌だと感じていました。

そんなときに、協会の授業などで、彼女をモデルにしての実技講習も多くなり、シロダーラをひんぱんに受けられる環境になっていました。

すると、気がつけば鼻炎薬を飲まなくてもよくなり、自分が鼻炎だということを忘れるくらいにまで回復していました。この経験から、シロダーラで免疫力が上がって

いたのではと、彼女は感じています。

ここからは笑い話になりますが、すっかり鼻炎だということを忘れて子どもと山にハイキングに出かけ、マスクも薬も飲まずに行ったら、さすがにくしゃみと鼻水が止まらなくなり、自分が鼻炎だったと思い出したそうです。しかし、日常生活ではシロダーラで症状が出ないほどに抑えられているのも、ありがたい話です。

6
引きこもりの閉じた心を、シロダーラがやさしく開いてくれた
（男性　学生　S様）

S様は男子高校生。ここ数か月は学校に行けず、自宅にこもる生活を続けていたそうです。彼の母親は私の知人でもあり、私からシロダーラは心のバランスをとってくれると聞いていたので、ぜひうちの息子に受けさせたいとのご予約でした。

夜、最終の時間でのご予約で、息子さんは、お母さんからあまり説明を受けずに、車で約2時間かけて連れてこられた様子でした。今から何がはじまるのか、緊張した面持ちで私の話を聞いていました。

私はあえて、彼の状況については触れず、私はお母さんの友人であると自己紹介をしました。そして、とにかくせっかく来たのだから、5000年前から伝わるとても面白いトリートメントをするので、リラックスして楽しんでほしいと告げました。

トリートメント前の彼は、少し厳しい表情でしたが、頭のマッサージをして、オイ

ルを額に落としはじめたころには身体の緊張も解け、トリートメントに身をゆだねる状態になってきました。トリートメントの終盤のあたりは深い呼吸に変わり、とてもリラックスしているのがわかりました。

約1時間のトリートメントが終わり、ベッドから起き上がった青年の表情は最初とは打って変わって、とても穏やかな表情になっていました。

夜も9時を過ぎるころで、青年に「お腹すいてない？」と聞くと、「お腹減っています」と素直な返事をしてくれました。トリートメントをドキドキしながら待っていたお母さんといっしょに、「ご飯に行かない？」とお誘いすると、また「はい！」という青年の素直な返事に、私もうれしい気持ちになりました。

食べ盛りの青年の胃袋を満足させたくて、近くの中華料理屋さんに行きました。初対面の私といっしょの食事なのに、とくに緊張するでもなく、もりもりとご飯をかき込む青年を見ていると、若いっていいなぁ～と微笑ましい気持ちになっていました。そんな様子をお母さんもうれしそうに見つめています。最近は家での夕食の時間が重苦しい時間になっていたのかもしれません。

少しお腹の様子も落ち着いてきたのか、青年がぽつりぽつりと話しはじめました。「本当は今のままではよくないなと思ってるんだ。学校にも行かないといけないと、わかってるんだけど……」

私もお母さんもあえて彼に何も聞かなかったのに、彼のほうから発した言葉に驚きました。そして「お母さんに心配をかけてごめんね」と……。

お母さんは少し目を潤ませながら、「お母さんは大丈夫よ！」と笑っていました。たった1回のシロダーラですが、ストレスでいっぱいだった彼の気持ちを、ゆるめることができたのかもしれません。また、子どもだからこそ、反応も素直に出せたのかもしれません。

青年は現在、新たに美容の専門学校に行き、美容の仕事をしている母親の助けとなるようがんばっていると聞きました。

7 「睡眠負債」も5回の施術で解消へ！

（女性　会社員　N様）

彼女の最初のご予約はホームページを見てのお問い合わせでした。ご予約も明確で、とにかくシロダーラを受けたいとのご要望でした。

最初のカウンセリングでは、N様のお悩みは「眠れない」とのこと。仕事のストレスから、夜も興奮状態が静まらず、ベッドに入っても何時間も眠れずに、やっと寝ついたと思ったら朝が来て、疲れも取れないそうです。そのため、医師に相談して、睡眠導入剤をもう長く服用しているということでした。

年齢的にもそろそろ結婚も考え、睡眠導入剤を飲みながらの生活から、薬に頼らない健康的な生活を送りたいと思いました。インターネットで睡眠について調べるうちに、睡眠障害にはシロダーラがよいという記事を発見し、シロダーラを受けられるサロンをいくつか予約しました。

ところが、思ったほどの効果を得ることができず、私のサロンが3軒目で、ここでもダメならあきらめようと思っている、というお話でした。

過去、2軒のサロンであまり効果を感じなかったと聞いているだけに、うちのサロンのシロダーラが効果を出してくれるのか不安でしたが、心を込めてトリートメントさせていただきました。

トリートメントを終えて、とりあえず様子をみます、と、何も言わずにお帰りになりました。

そして翌日、彼女からまたご予約のお電話をいただきました。

「明日、また予約できますか？」

はじめてのシロダーラから中1日しか開けずにご予約とは、早いのではと思いましたが、N様たっての希望ですので、翌日のご予約を受けました。そしてまた、シロダーラを受けてお帰りになり、さらにまた2日後に、ご予約されました。

1週間のうち、3回もシロダーラを受けられる、あまりのペースの速さに、私のほうが時間や金銭的なことを心配してしまいました。

そして、4回目のシロダーラのとき、N様が教えてくださったのです。

1回目のシロダーラのあと、その夜の寝つきがよいように感じられたそうです。いつも服用している睡眠導入剤が、最近効きが悪いと感じていたのに、その夜はよく眠れたそうで、今までのシロダーラとは違った体感を得たそうです。その効果を確かめたくて、翌日すぐに予約を入れられました。

2回目のシロダーラでもやっぱりよく眠れたので、3回目のときには試しに導入剤を飲まずに寝てみようとチャレンジしたくなったとのこと。長年服用している導入剤なしで眠れるのかと不安を感じながらも、ベッドに入るとしばらくしたら眠っていたそうです。

このままうまくいけば、お薬を手放せるのではと、彼女はその後もシロダーラを続けられました。5回目のシロダーラのときにはもう、自信たっぷりに、お薬を飲まずに眠れますと、うれしそうに報告してくださいました!

私は彼女から、シロダーラはオーバートリートメント（施術のしすぎ）による悪影響がとても少ない、身体にも心にもやさしいトリートメントなのだということを学ばせていただきました。それからは、睡眠でお悩みの方には、集中してシロダーラを受けていただきたいとお伝えしています。

すると、睡眠障害でいらしたたくさんの方が、シロダーラを受け、よく眠れるようになったと喜んでくださっています。

最近、「睡眠負債」という言葉がよく聞かれますが、眠れない人が多い世の中に、シロダーラは希望の光になるのでは、と感じています。

※かずかずの体験エピソードをご紹介しましたが、すべての方に同様の効果が現れるとはいえません。必ず医師に相談のうえ、適切な治療とともに、ご自身の判断でシロダーラを受けられることをおすすめします。

もちろん、美容にも！大きく実感した効果のかずかず

これまで、シロダーラがお客様の健康のサポートに貢献できた話を、いくつかお伝えしてきました。

もともとアーユルヴェーダは医学のルーツともいわれているので、健康的な結果が出るのもご納得いただけるところだと思います。ですが、医学的なことだけでなく、美容面でも喜ばしい期待がもてるトリートメントでもあります。日本ではむしろ、エステティックサロンなどで施術されていることから、美容面での効果に期待されていることが多いかもしれませんね。

ここからはよく聞くお話をお伝えします。特定の方を指定してのエピソードではありませんが、数多く寄せられる、美容面でのお客様の声をご紹介したいと思います。

目が大きくなった？

シロダーラを体験された方が、トリートメントのあとに鏡を見ると、目が大きく開いたような気がすると、よくおっしゃいます。

女性も男性も、目がはっきりと見開かれていると若々しく見えます。シロダーラは目のマッサージをしませんが、それでも目が大きくなることは、眼精疲労が解消されているからではないかと思います。疲れてくると、目がしょぼしょぼしてきますよね。

シロダーラは脳をケアするトリートメントです。神経系統の改善も期待できるといわれているので、視神経、嗅神経、聴神経にも効果を発揮します。目が大きくなったように感じるだけでなく、視力もよくなったような気がするといわれるのも、そういったことが関係しているのでしょう。また、目のクマも薄くなったように感じるといったこともよく聞きます。これも同じ理由によるところではないでしょうか。

目の疲れがとれるうえに、さらに目が大きくなることは、美容的にとてもうれしい効果ですね。

肌が白くなった!?

トリートメントのあと、肌のくすみが減った、白くなった、といわれる方も多くいるようです。

シロダーラのトリートメントは、デトックス効果も高いといわれています。顔から近い頭皮からデトックスされるので、肌のくすみが改善され、透明感が増したように感じられるのでしょう。女性としては肌の透明感がアップするのはとってもうれしい効果です。

シロダーラを続けると、肌の質感もよくなるといわれます。

よく、睡眠不足が続くと、肌荒れの原因になるといったことは耳にされた方もいるでしょう。私たちが眠っている間に、脳は身体を修復してくれています。シロダーラは睡眠の質が高まるため、眠っている間に身体の中から外側の肌まで修復してくれて、美肌へと導いてくれるのでしょう。

目元のシワが減ったなどのうれしいお声も聞かせていただきました。シロダーラによって睡眠の質を上げることは、美容のうえでも健康のうえでも、必須なトリートメントといえると思います。

シローダーラでトータルなケアができる、といってもよいのではないでしょうか。

髪が増えた!?

女性でも男性でも、年齢を重ねると、髪のボリュームが減ってくるといったお悩みが増えてきます。そこにはストレスやホルモンなど、いろいろな要因が考えられるでしょう。

シロダーラは、脳に作用するので、ストレスを軽減するにはとても効果的です。また、身体のバランスを整え、睡眠の質を高めることで、睡眠中の身体の修復もスムーズに行えます。

そしてシロダーラのトリートメントに、頭皮マッサージも含まれるので、当然頭皮の血流もよくなり、毛根に栄養が届きます。さまざまな角度から見ても健康的な毛が生える方向へと導いてくれるのです。白髪が減ったとか、円形脱毛症が改善されたという体験も聞いています。

表情が柔らかくなる

これも美容効果の一つでしょう。目が大きくなる気がするといった体験と同じくらい、よく耳にします。私たちは普段から、知らず知らずのうちに、ストレスを感じています。精神的にも、悩みがあったり、スマホやパソコンを見るなどの環境ストレスもあったりします。そんなことで眉間に縦ジワが入ったりすると、やはり厳しい表情になります。

シロダーラのトリートメントを受けたあとは、とてもリラックスする方が多く、柔らかくやさしい表情になります。

作った表情でなく、自然体でやさしい表情は、男女問わずとても魅力的です。

インドの女性はアーユルヴェーダのトリートメントをエステティックのように美容的に取り入れる方もいらっしゃいます。先日、テレビ番組でもアーユルヴェーダが取り上げられ、ミスユニバースに出場するような美しい女性も、アーユルヴェーダ・トリートメントを受けていると紹介されていました。

そのなかでも、シロダーラは、若々しく美しい笑顔を作るトリートメントとして喜ばれているのでしょう。

第二章

アーユルヴェーダとは

自然医療が導く心身の健康と美

医学のルーツ「アーユルヴェーダ」

WHOが認めるインド伝承医学

アーユルヴェーダとは、サンスクリット語で、「アーユル（正式にはアーユス）」＝「生命・命」、「ヴェーダ」＝「科学・方法・真理」という意味の言葉で、「生命の科学・真理（生きるための方法）」という意味に訳されます。

世界三大伝統医学の一つで、アラビア医学（ユナニ医学）、中医学と並び、そのなかでも、最も古く、さまざまな医学、現代医学にも影響を与えたとされています。現代ではWHO（世界保健機構）でも、「予防医学」と認められています。

約5000年もの歴史をもつインドの伝承医学、アーユルヴェーダは、医学のルーツともいわれています。

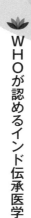

しかし、アーユルヴェーダは本当に5000年前から存在したのでしょうか？

5000年以上前から存在した説、3500年ほど前から存在した説など、さまざ

世界の医学の流れと関係

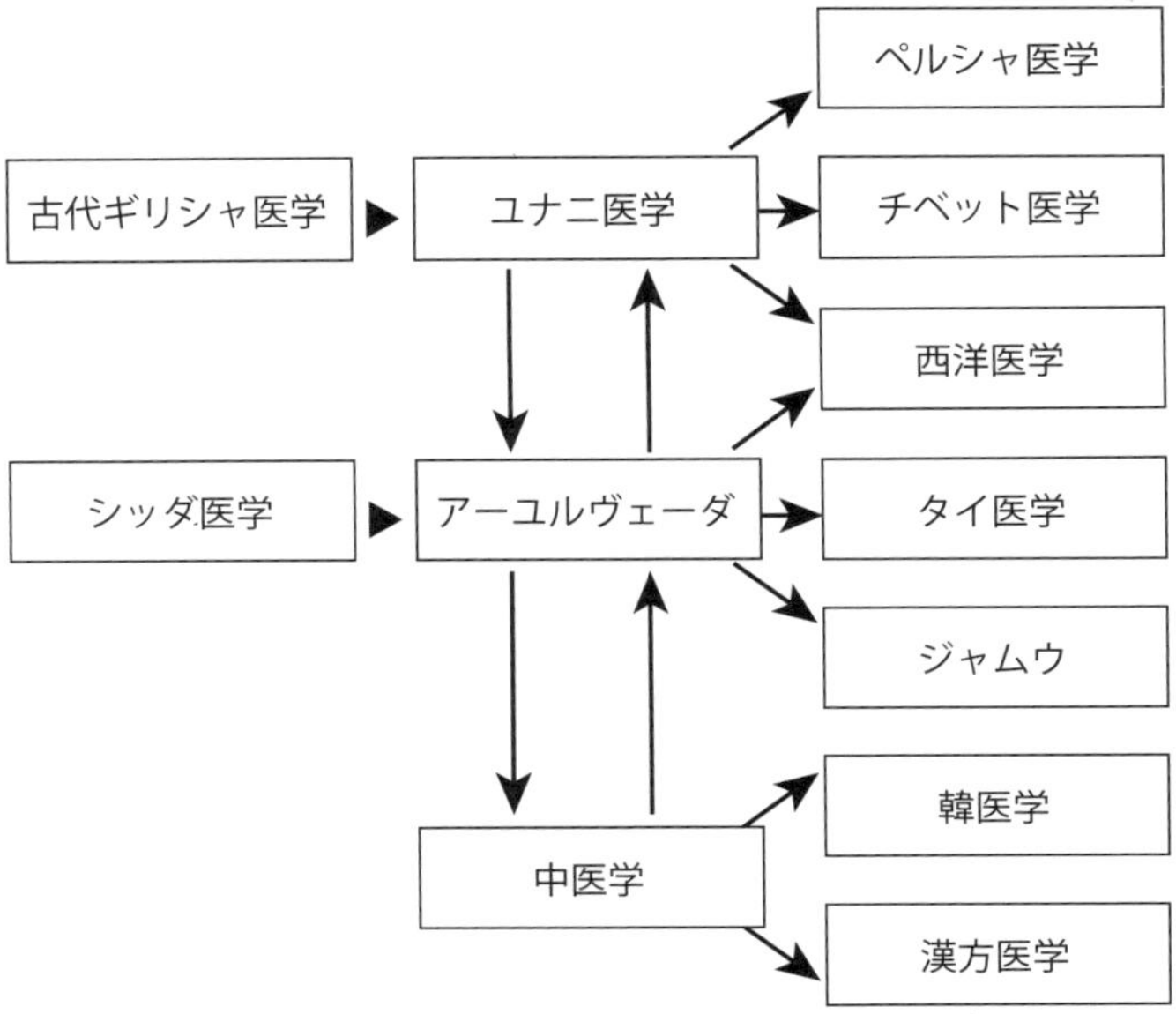

までですが、ここで大切なのは、古い歴史をもっていることではなく、現代まで受け継がれていることです。不必要なものであれば、歴史のなかで淘汰され、消えてしまったことでしょう。

インドやスリランカではアーユルヴェーダ省があり、日本の厚生労働省のように、政府の機関としてとても重要視されています。

古くから伝わっていると考えられている根拠は次のようなことからです。アーユルヴェーダの1つとされているヨガのポーズをした遺跡物がインドとパキスタンにまたがるハラッパーの遺跡から紀元前3000年に出土しました。ほかにも紀元前3000年以上も前の遺跡で、アーユルヴェーダに関するものが見つかっています。アーユルヴェーダは世界最古の伝統医学で、5000年以上の歴史があるといわれるのは、そういったことからでしょう。

世界三大伝統医学の一つが、インド大陸で誕生したアーユルヴェーダ、そして、アジア大陸のイスラム文化圏で誕生したユナニ医学（ギリシャ・アラビア医学）と、中国を中心とする東アジアで誕生した中医学が伝統医学の起源とされています。

それぞれ誕生した医学は影響し合って、現代の医学へと続いています。さらに、アーユルヴェーダよりもさらに、歴史ある医学としてシッダ医学があります。シッダ医学は南インドのタミル地域で誕生しました。その起源は1万2000～6000年前とされていて、シッダ医学の影響を大きく受けて誕生したのが、アーユルヴェーダとされています。

その後、アーユルヴェーダはタイ医学にも影響します。インドネシアではジャムウという自然療法にも影響します。またユナニ医学は古代ギリシャ医学から誕生したともいわれています。その後、ユナニ医学はペルシャ医学、チベット医学、西洋医学へと影響していきます。中医学は韓医学や、日本で発展した漢方医学へも影響しています。

このように、さまざまな医学のルーツはありますが、世界三大伝統医学として、アーユルヴェーダ、ユナニ医学、中医学があげられ、それぞれの医学と関連し合って、現代まで受け継がれています。

アーユルヴェーダの歴史

紀元前6世紀、遠い昔のインドでお釈迦様が活躍したころ、すでにアーユルヴェーダは存在し、お釈迦様の主治医であったジーワカは、今でも偉大なアーユルヴェーダの医師として尊敬されています。

アーユルヴェーダの古典には、『チャラカ・サンヒター』や『スシュルタ・サンヒター』という有名な書物があります。チャラカやスシュルタは実在した医師の名前で、スシュルタは文献という意味もあり、チャラカ医師の文献、スシュルタ医師の文献ということになります。『チャラカ・サンヒター』は、おもに内科を扱う内容になっていますが、これらの古典書には、病気の治療法と予防法のほか、生活法、哲学なども記され、現代に受け継がれています。

ですが実際にはチャラカは作者ではなく、『アグニヴェーシャ・タントラ』という、アグニヴェーシャが書いた本を、チャラカが加筆、修正して、編さんしたので、チャラカは改定者と伝えられています。

また、『スシュルタ・サンヒター』はおもに外科の内容が記されています。紀元前にすでに外科手術が行われていたというのです。本書では、手術に使用するメスなどの機器も紹介されています。レントゲンもない時代に手術が行われていたと思うと、恐ろしい気もしますね。

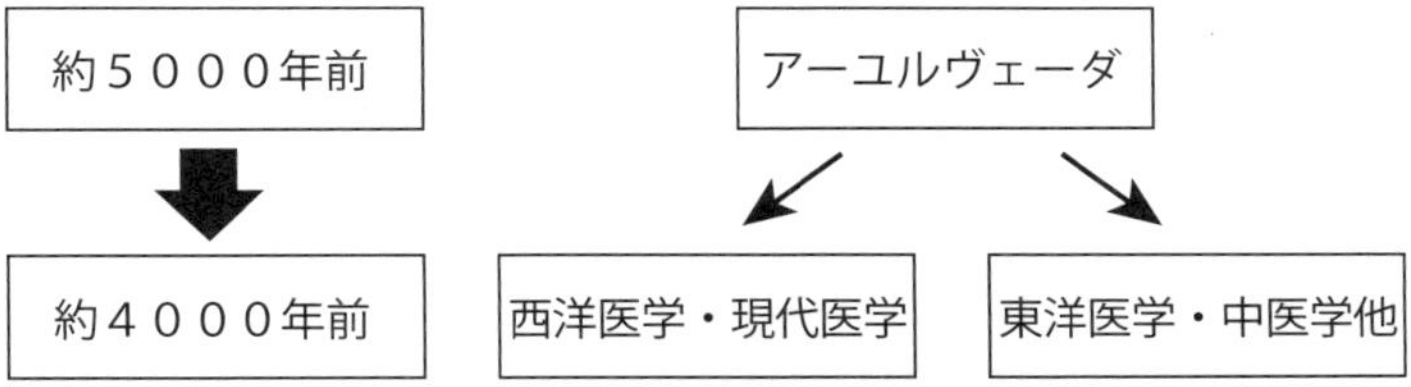

アーユルヴェーダがもつ、さまざまな医学の手法が形を変え、
東洋医学、西洋医学へと分かれ、
独自の形をもちながら発展を遂げた。

日本では、アーユルヴェーダはエステティックやスパのようなイメージをもつ人が多いと思いますが、こういった文献をひもとくと、アーユルヴェーダが医学のルーツといわれるのも納得です。

チャラカやスシュルタの活躍のあと、約1000年の時を経て、ようやくヨーロッパでは、「医学の父・ヒポクラテス」が「医術」を現代医学へと発展させたといわれています。また、アーユルヴェーダのツボ・脈診・薬草などの考えは東洋医学に大きな影響を与え、現代でも盛んに治療法として実践されています。日本でも鍼灸など立派な治療法として、国家資格も発行されています。

もう少し、アーユルヴェーダの文献について詳しくお伝えしましょう。

『チャラカ・サンヒター』を紹介するには、アーユルヴェーダの起源からお伝えする必要があります。アーユルヴェーダの起源は神々によって作られたものとされています。神々の一人であるブラフマー（梵天）が最初に説き、プラジャーパティ（インド神話に登場する宇宙万物の創造神たち）に伝えました。次に、アシュヴィン双神（インド神話の医術の神で美しい双子の神）に伝えられ、さらに、インドラ（バラモン教、ヒンドゥー教の神で仏教では帝釈天にあたる）に伝え、そして、「リシ」と呼ばれる人間の賢者（聖者）たち、バラドヴァージャ（仙人）に伝えたとされています。

このバラドヴァージャの弟子、アートレーヤに伝え、アートレーヤの6人の弟子の1人、アグニヴェーシャが『アグニヴェーシャ・タントラ』（紀元前11〜8世紀）としてまとめました。

その後、『アグニヴェーシャ・タントラ』をさらに改編したのがチャラカです。本来なら作者はアグニヴェーシャとなるのですが、『チャラカ・サンヒター』（紀元前7〜2世紀）と呼ばれるようになったのは、チャラカが素晴らしい医師であったからだと伝えられています。それまでの医療は呪術的な要素が強かったのですが、チャラカが医学的に改編したことによる功績を認められ、改定者とされています。内容はおもに内科に通じています。『チャラカ・サンヒター』は全8巻120章から成り立っています。

『スシュルタ・サンヒター』は、紀元前7世紀ごろの書物とされていますが、『スシュルタ・サンヒター』は、はっきりとした時期や作者のスシュルタについても、不明な点が多いのです。内容は全6巻186章から成り立っています。世界最古の手術について記されていることから、おもに外科的な内容になっています。白内障、鼻の形成外科、痔、結石などの手術が紹介されています。また、手術に必要な道具として、20

種類のメスと101種類の鈍器（押さえる道具）が紹介されています。

アーユルヴェーダは「総合病院」

『アシュタンガ・フリダヤ』の作者はヴァーグ・バタです。アシュタは「8」を意味し、フリダヤは「エッセンス」を意味します。フリダヤの語源は「心臓」という意味もあります。『チャラカ・サンヒター』と『スシュルタ・サンヒター』のよいところを抜粋して実用的に編集されました。「8」という意味が入っていますが、これはアーユルヴェーダの、次の「8科」を表します。

・内科学（カーヤ・チキッツァー）
・小児科学（カウマーラ・プリティヤ）　アーユルヴェーダでは受精したときから考えます。
・精神科学（ブータ・ヴィディーヤ）　心の病気になる原因（メンタル・身体の病気・悪霊）
・耳鼻咽喉科&眼科学（シャーラキヤ）　鎖骨から上をみます。

アーユルヴェーダは総合病院のようなもの

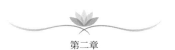

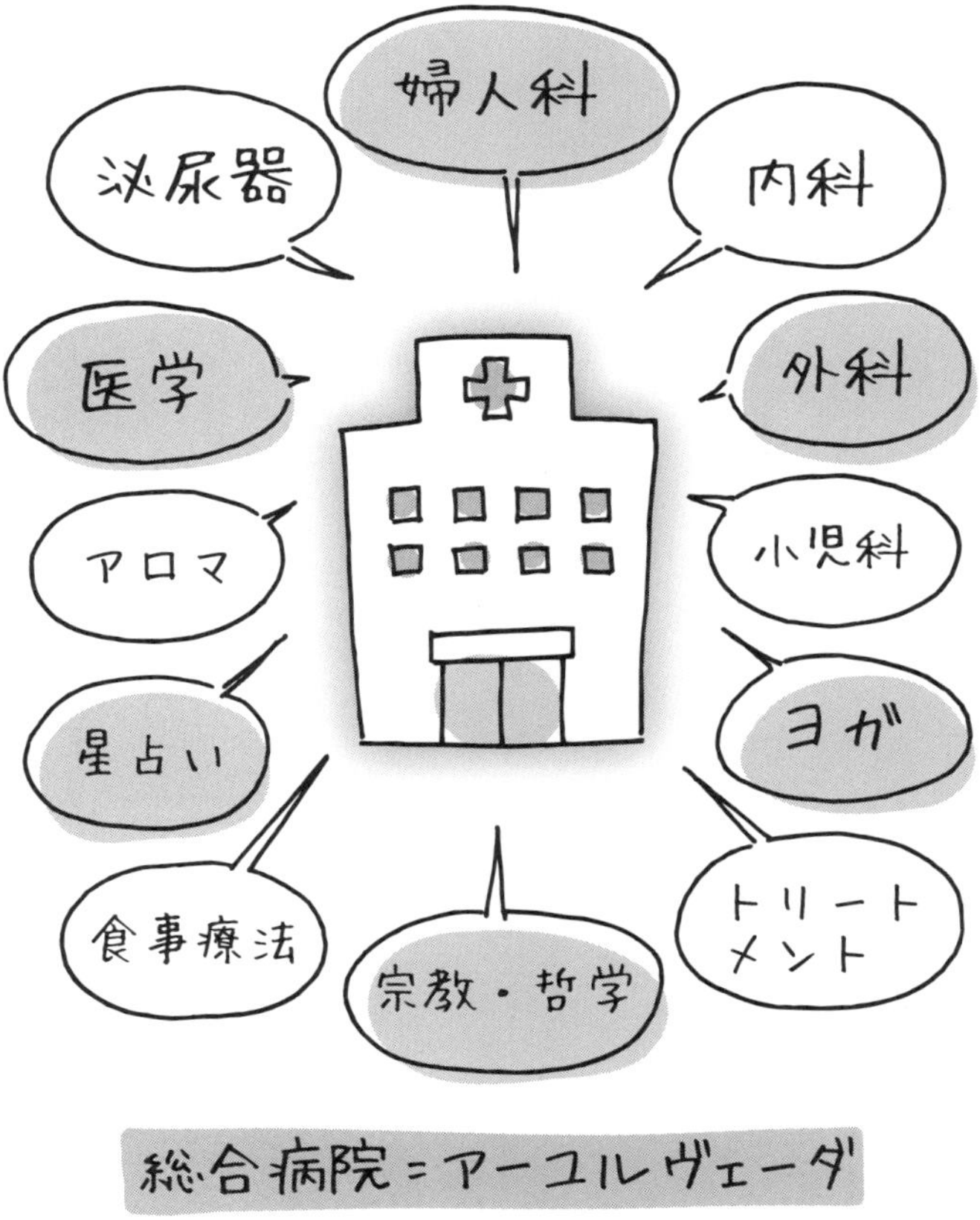

・外科学（シャルヤ）　アーユルヴェーダの外科は痔の手術が得意です。また手術に使う縫い糸をクシャラスートラといい、アルカリ性で原料はウコン、縫ったあと、溶けてなくなってくれます。日本の金沢で10年の研究のあと、同じ糸を作ることができ、金沢1号と呼ばれています。
・毒物学（アガダ・タントラ）　即効性のあるもの、解毒までに長くかかるものなどがあり、（植物性、動物性、人工毒があります。
・強壮法科（ラサーヤナ）　若返り科
・強精法科（ヴァジーカラナ）　3世代先を考えて、ネガティブな遺伝子をつなげないために、強い精子と卵子を作る科

『チャラカ・サンヒター』は内科、『スシュルタ・サンヒター』は外科、『アシュタンガ・フリダヤ』は現在の総合病院の専門科にも通じます。古典書は紙などがなかった時代に、木の皮や葉に書かれていました。なくなってしまったものも多くありますが、現存する古典書は、今でも大切に保管されています。

スリランカを訪問した際、アーユルヴェーダクリニックで、先祖代々伝えられてき

た古典書を見ました。そこにはどんな病気にどんな薬が効くか、治療法は何かが細かく記されています。過去からのありがたい知恵を未来にもつなげていきたいですね。

私はよく、アーユルヴェーダとは何ですかと質問されるのですが、一言でお伝えするのがとても難しいので、たとえ話をさせていただきます。

アーユルヴェーダは「総合病院」のようなものです。総合病院には内科や外科、小児科や循環器科などなど、さまざまな科がありますね。同じように、アーユルヴェーダにも、さまざまな科があるようなイメージです（61ページ）。たとえば、前述にあるように、医学もアーユルヴェーダの一つです。またイメージされやすい、トリートメントやヨガもアーユルヴェーダです。ほかには、アロマもアーユルヴェーダがルーツと伝えられていますし、カレーなどのスパイスを使った薬膳や断食（ファスティング）も、アーユルヴェーダの食事療法です。

アーユルヴェーダは「生活の知恵」

身体の健康のことだけではありません。独特な哲学や宇宙観も伝えています。アーユルヴェーダでは、人間は宇宙の一部、自然界の一部として考えられており、宇宙の一部という考えから占星術も重視され、インド占星術が西洋占星術のルーツとも伝えられています。

生活は天体の影響を大きく受けると考えられ、満月の日のお祭りや、休日にするならわしも残っています。身体も、「月＝頭、太陽＝お腹」と表現されます（次ページ）。冷たい月が頭で、温かい太陽がお腹として、頭は冷やすもの、お腹は温めるものと考えられています。

日本には昔から「頭寒足熱」という言葉がありますが、アーユルヴェーダの考えに通じるところがありますね。医学用語でも、みぞおちのあたりを「ソーラープレクサス」といいます。中医学でも太陽神経叢といって、ソーラー、太陽といった言葉が使われているのもまた、ルーツがアーユルヴェーダなのだと感じます。

アーユルヴェーダでは、さまざまな恩恵を自然界から受けながら、自然と共生していくと、健康的によりよい人生を送ることができると考えられています。ほかのものを否定せず、共存共栄を大切にするアーユルヴェーダの考えは、今の社会に必要なのかもしれません。

アーユルヴェーダによる身体の考え方

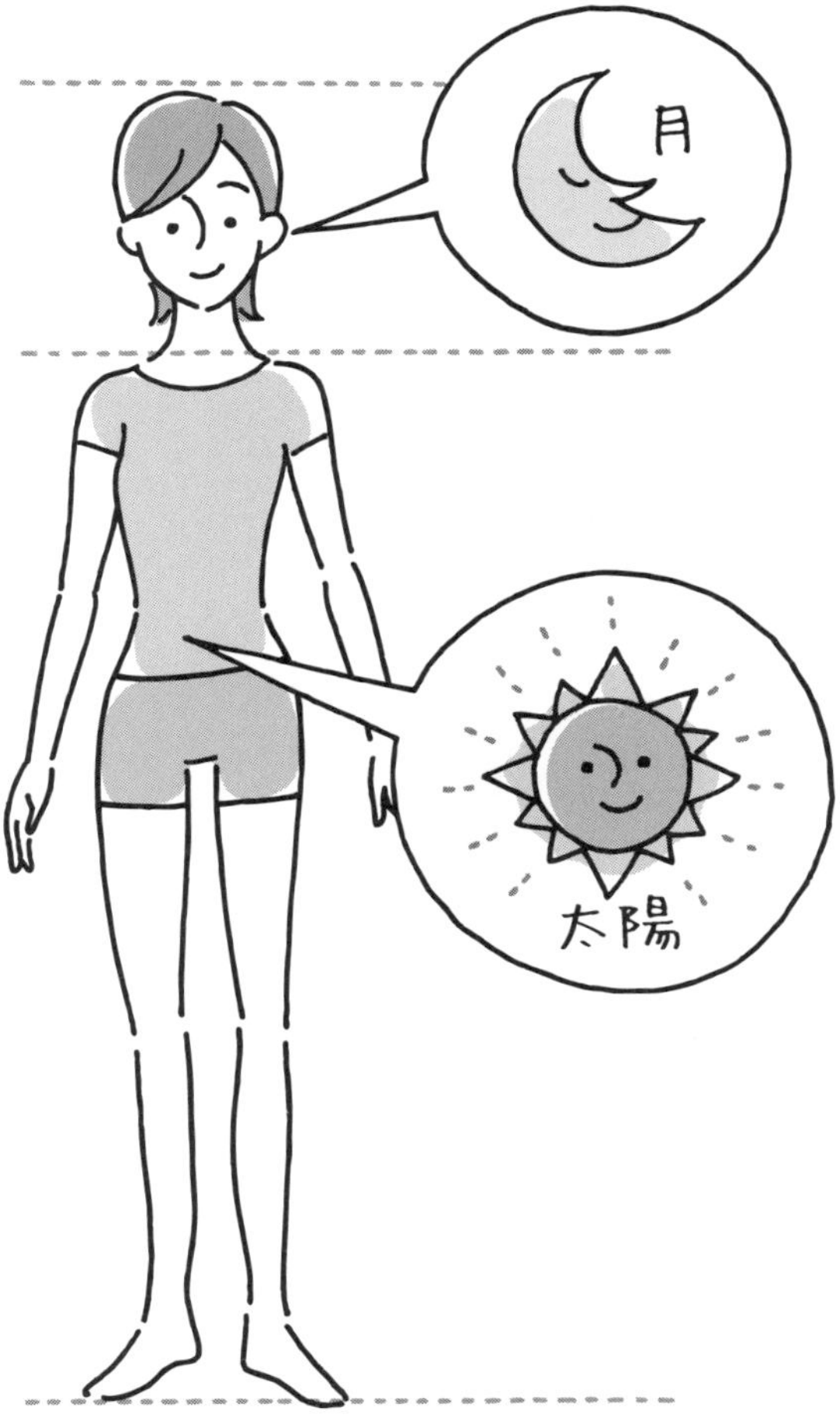

5000年もの太古から受け継がれてきたアーユルヴェーダは、先人の知恵、過去からのギフトであり、古代の医学でありながら、最先端の医学ともいわれています。なぜなら、アーユルヴェーダを研究されている方々が、現代においての大発見につなげていることが、アーユルヴェーダの文献から多数見つかるからなのです。私たちの生活のなかに、アーユルヴェーダがもっと身近になってほしいと思います。

日本では健康と医療を支える政府の機関として、「厚生労働省」がありますが、インドやスリランカには、アーユルヴェーダ省のような政府の機関があります。

現地ではアーユルヴェーダ・ドクターがアーユルヴェーダを用いて、患者の治療にあたっています。「総合病院」のようなアーユルヴェーダで治療を行うので、多角的に治療が行われています。その治療のなかには、私たちがイメージするスパのようなトリートメントも含まれています。入院して治療を行う際は、薬膳療法やヨガ、呼吸法などの生活習慣を改善する、生活法も取り入れられます。

日本でそのまま医療行為として行うと、医師法、薬事法など、コンプライアンスに触れるのでできないものもありますが、現地では実際に、どのようなトリートメントがあるか、一部をご紹介しましょう。

アーユルヴェーダのさまざまなトリートメント

アーユルヴェーダは医学のルーツとお伝えしてきましたが、健康的な生活を送るためのさまざまな知恵でもあります。健康的な精神、健康的な身体、そして健康美と、「心・体・美」のトータルな健康を保つためのさまざまなトリートメントがあります。インド、スリランカだけでなく、アーユルヴェーダの盛んなインドネシア、タイ、ネパールなどの諸国でも、アーユルヴェーダのトリートメントを積極的に活用し、また独自のトリートメントとしても発展させてきました。

そのなかの一部をご紹介しましょう。

アヴィヤンガ

アヴィヤンガは塗布《とふ》するという意味で、オイルマッサージのことです。とくに過剰になった不純なもの、病気の素（ドーシャ）を排出する施術において、浣腸で腸から排泄物をすべて出す前に行うマッサージです。

2人の施術者が左右から同時に、腸に向けてマッサージを行います。

バリニーズ　トラディショナルマッサージ

指圧とオイルを使った全身マッサージ。インドネシアのバリ島で昔から伝わるマッサージで、世界中のトリートメントのなかでも、とても気持ちがよいトリートメントといわれ、海外のセレブたちが愛用しています。

サルワンガダーラ

全身に薬用オイルをかけるトリートメントです。シロダーラは額にオイルを垂らしますが、それを全身に施すぜいたくなトリートメントです。

とても気持ちがよく、体力のない方にも比較的安心して受けていただけます。神経痛や関節痛などの痛みの症状を和らげる効果があるといわれています。

体質、症状に合わせてオイルを調合するので、アーユルヴェーダ・ドクターのもとで行うことが効果的です。

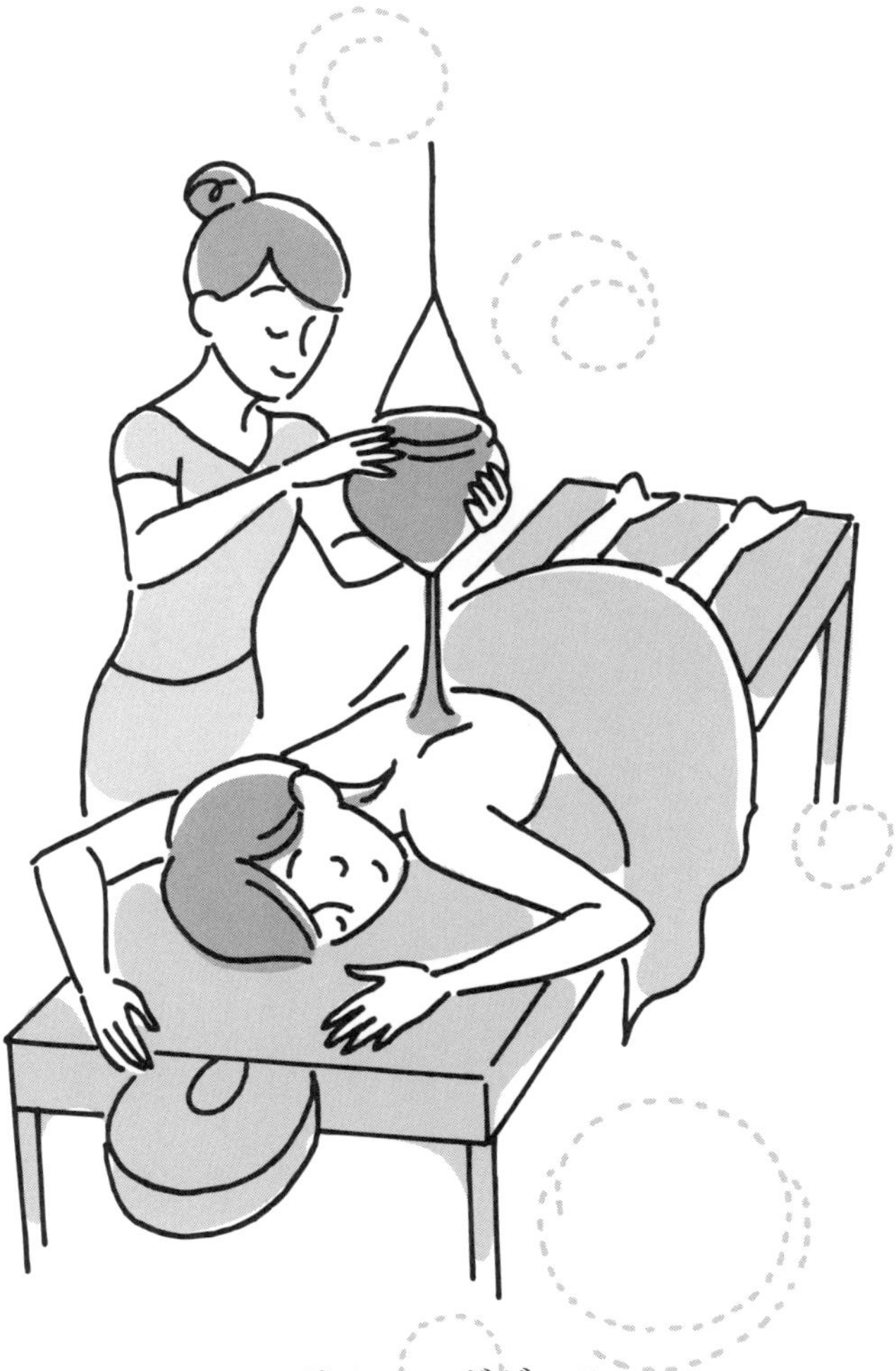

サルワンガダーラ

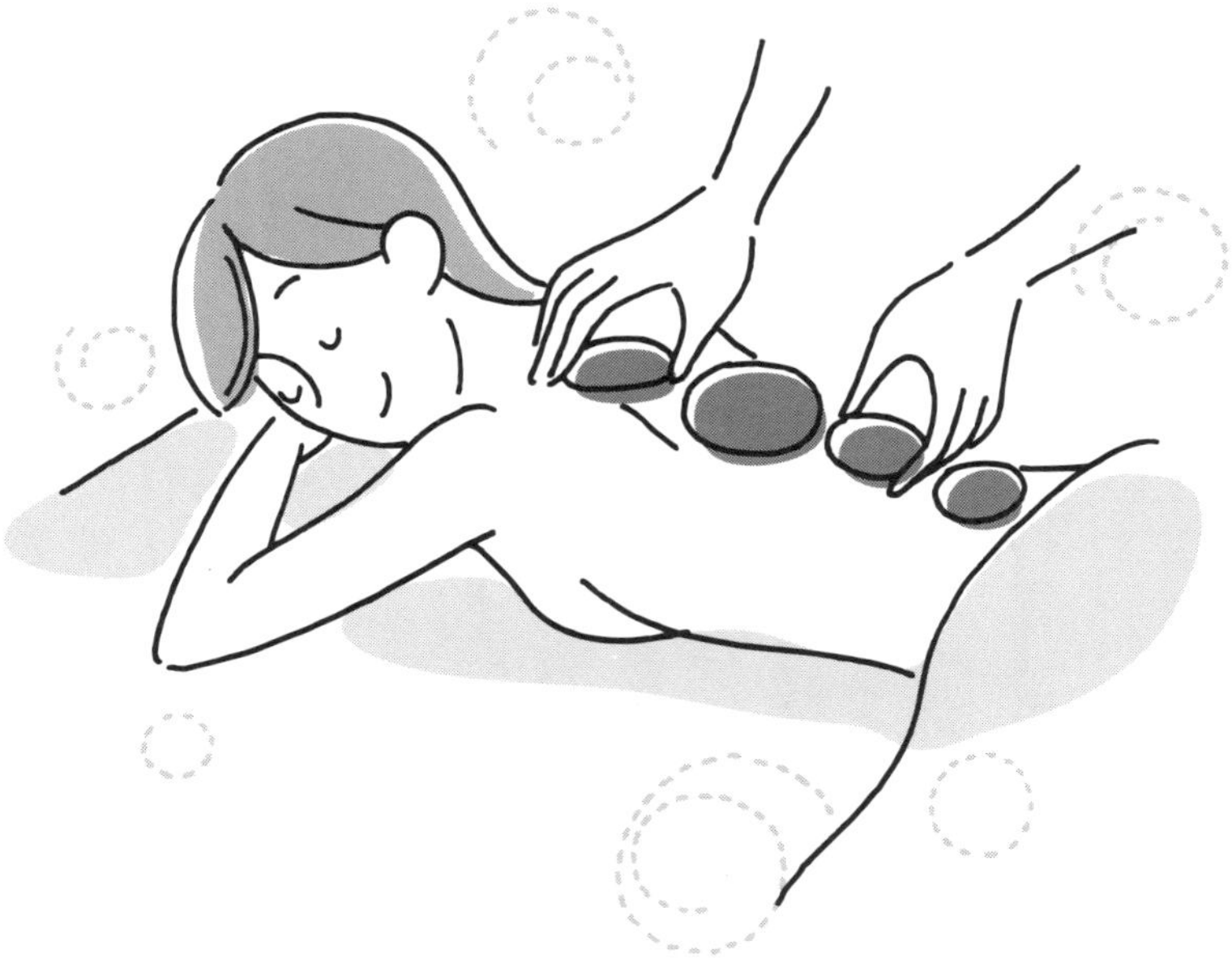

ホットストーンマッサージ

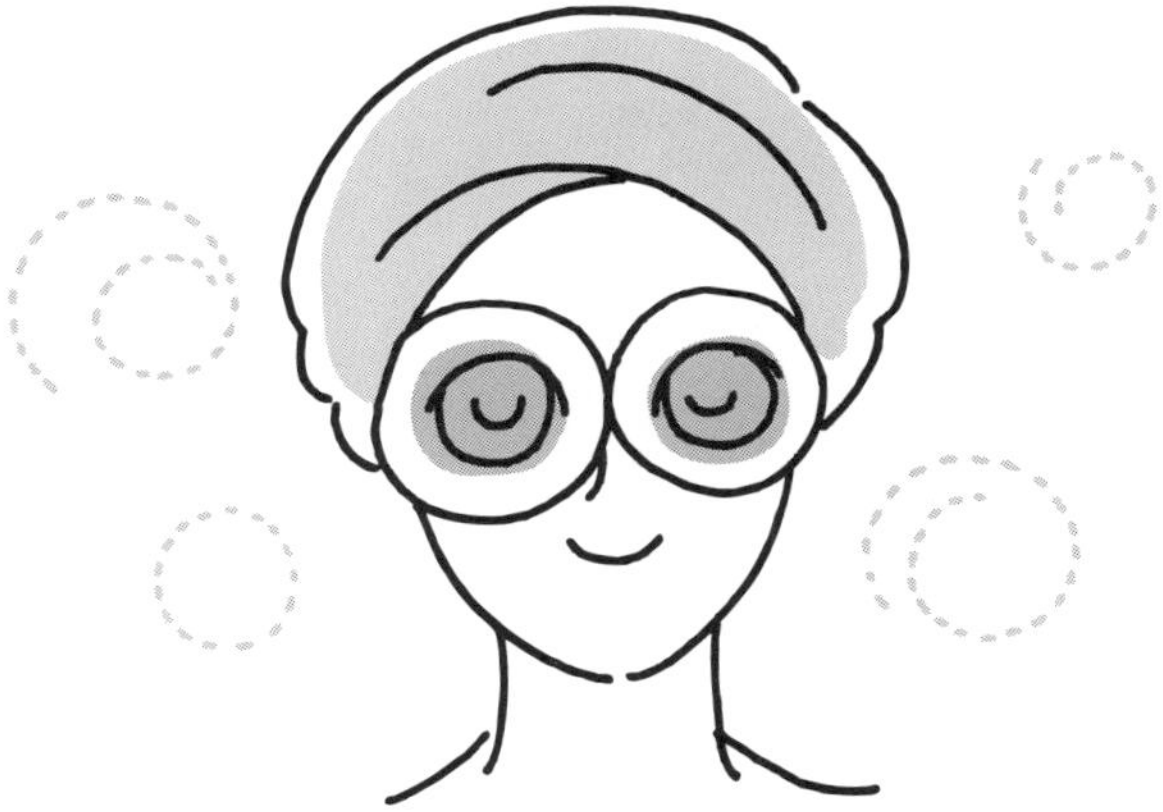

ネトラパスティ

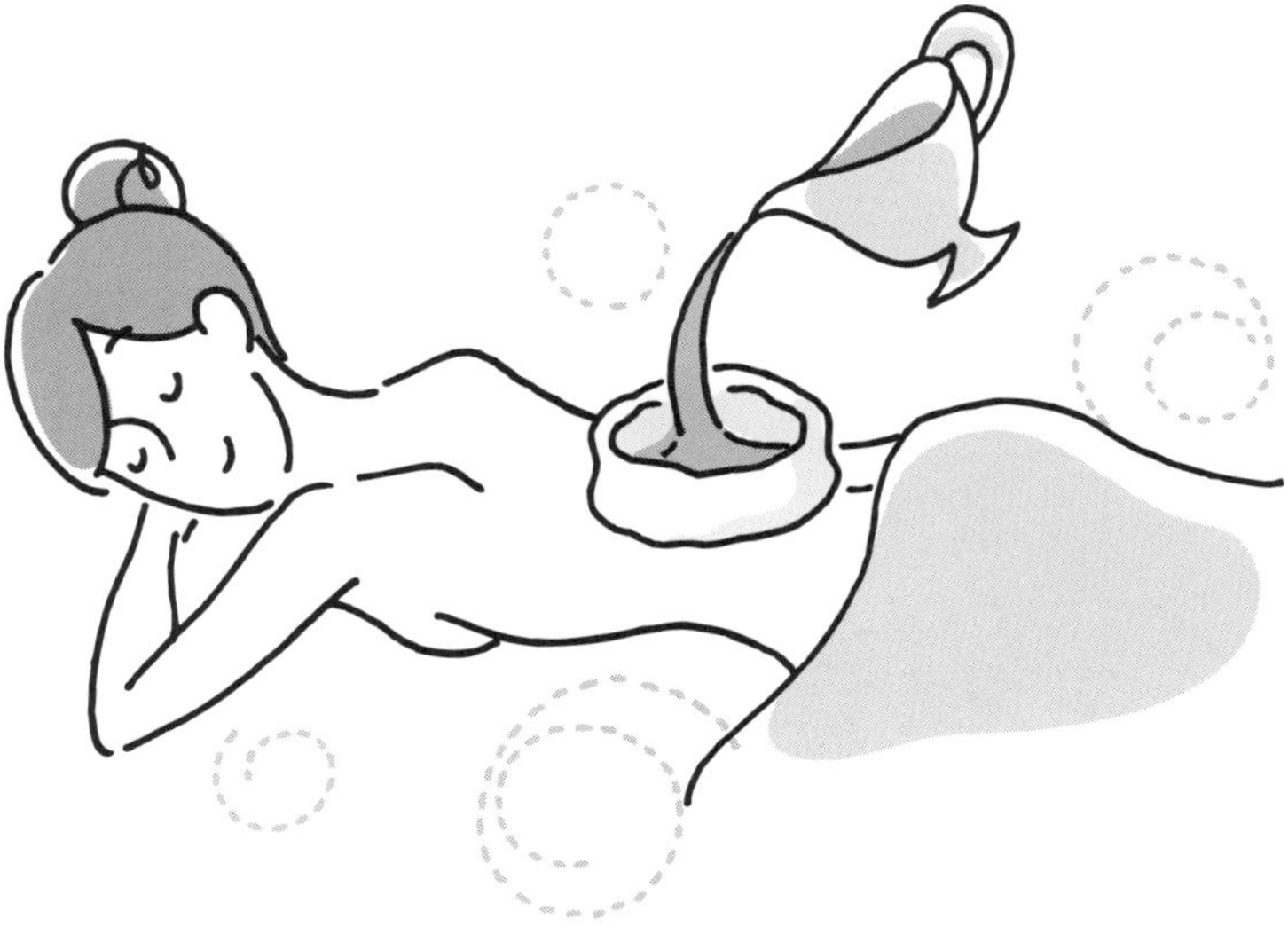

カティパスティ

ホットストーンマッサージ

温めた石の遠赤外線効果を利用したマッサージで、施術後も体の芯から暖かくなり、トリートメントの効果を長く実感していただけるメニューです。アーユルヴェーダのトリートメントのなかでも、技術的には高等なレベルになります。

というのも、本場の技術では熱々の石を使用するため、施術者もお客様も火傷をしないように行う技術が必要になるからです。

ネトラパスティ（ネトラパルタナ）

ネトラとは目、バスティは容器という意味になります。

目のまわりに小麦粉などを粘土のように固めて土手を作り、そのなかに温めたオイル（ギー）を注ぎます。老廃物が排出され、眼精疲労に効果的です。

最近はスマホやパソコンを使うことで、眼精疲労を感じる方も多く、おすすめのメニューですが、目や鼻などの粘膜に何かを入れる行為は、医師のもとで行われなければいけません。

医師のいない場所ではできないので、簡単にサロンでやってはいけません。

カティパスティ（腰のスポットオイル温泉）

カティは腰を意味します。ネトラパスティのように、腰の上に小麦粉の生地などで土手を作り、オイルを入れて腰を温めるトリートメントです。

腰痛、生理痛、生理不順、冷え性、筋肉のこわばり、座骨神経痛、ヘルニア、下半身の痛みなどに有効です。

クリームバス

このメニューは、ヘアケアに適したクリームを使用し、ヘッドマッサージを行って美しい髪の毛を作りながら、疲労解消を行うマッサージです。

インドやインドネシアでは、美しい髪の毛を持つ女性は良縁が得られるといわれます。マッサージに使うクリームも、各自が自分の髪に合うように、一生懸命作ってきました。日本でも古来より、「髪は女の命」といわれるくらい、女性は髪の毛を大切にしてきましたね。

ただ、クリームを洗い流す必要があるため、日本のサロンで行う場合はシャンプー設備が必要になります。シャンプーは美容師法で美容師資格保持者しか行えないので、自分でシャンプーをするか、美容師、理髪師の免許を持つ方が施術します。

スウェダナ

ハーブを蒸して、その蒸気に身体を包む発汗療法、わかりやすくいうと、ハーブ・スチームサウナです。発汗により、デトックス効果が高く、疲労解消にもよく、またダイエット効果も期待できます。

1人ずつ入るサウナから、複数の人が利用できるサウナ室まであります。1人用のサウナでは、その人の体調に合わせたハーブを使うことができます。

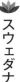

カルナプラナ

耳は音を風としてとらえる場所と考え、風のエネルギー、いわゆるヴァータの影響が出やすい場所とされます。アーユルヴェーダでは、ストレスが強くなるとヴァータが乱れやすくなるといわれます。

そんなときは、耳を癒やすオイルトリートメントがよいでしょう。神経にやさしく働きかけるセサミオイルやハーブオイルを温め、耳に少量入れます。こうすることで、

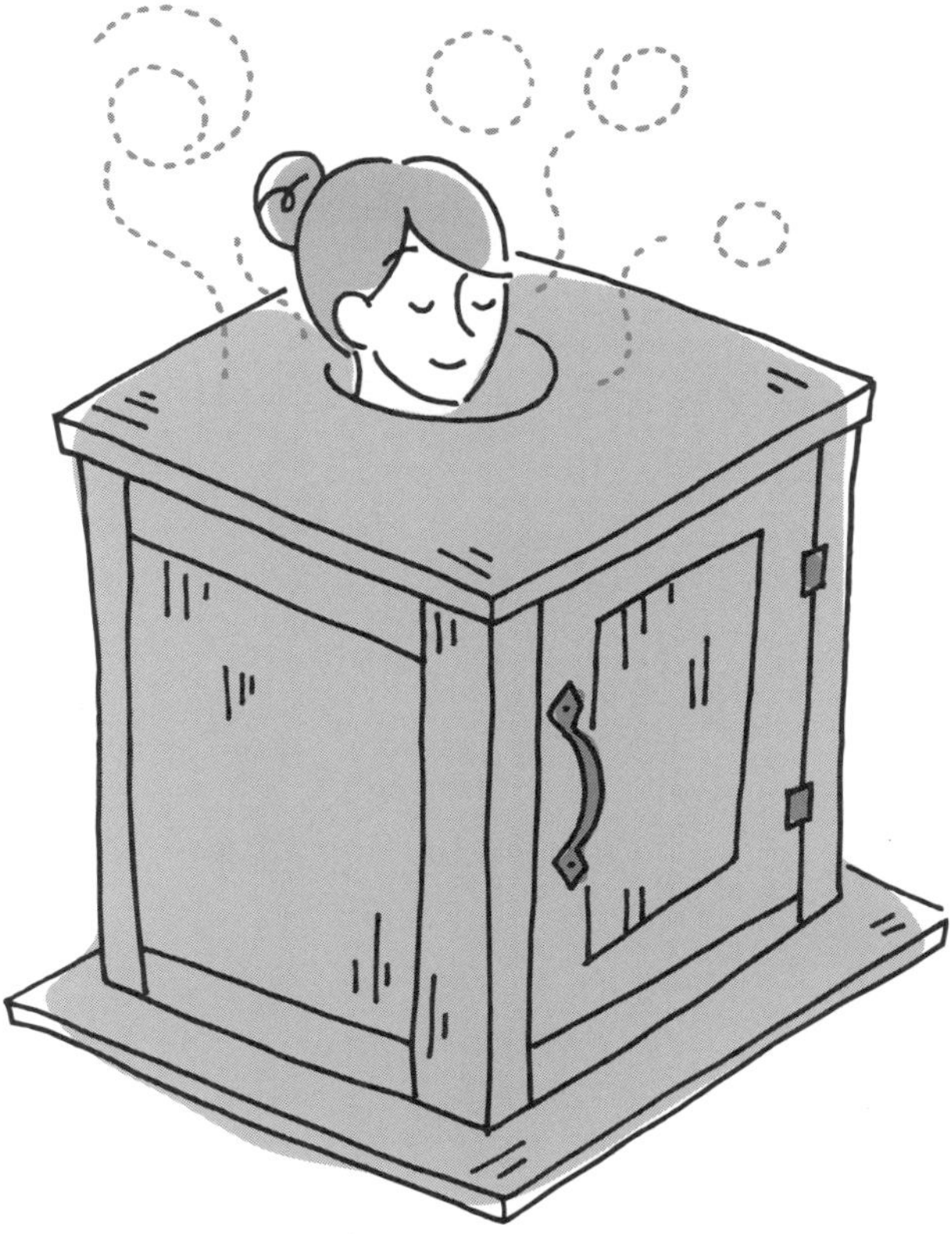

スウェダナ（インド風）

深くリラックスできるのです。
ストレス、耳鳴り、突発性難聴、めまい、メニエールなどに効果的といわれています。

ナスヤ

鼻のなかにオイルを入れるトリートメントで、脳のデトックスともいわれています。使用するオイルも医師の処方が安心ですが、薬効成分の入ったオイルは刺激が強く、入れたあとは、涙や鼻水が出てきます。これらは鼻腔や脳に溜まった不純物なので、鼻水を吸い上げてはいけません。

キュアリング[※]したセサミオイルを使用すると、鼻の刺激は軽減できます。
鼻炎、めまい、頭痛、肩こり、白髪予防など、おもに首から上の不快な症状によいといわれています。ただ、目や耳、鼻などの粘膜に異物を入れる行為はネトラバスティと同じく、医療行為となるため、安易に医師でない者がトリートメントを行うことはできません。

※キュアリング　太白ごま油を100度に熱して冷ましたもの。

シロダーラ

脳のトリートメントといわれ、インドやスリランカでは、医師が症状を問診したうえで、その方の症状に合った薬効成分をオイルに処方して行います。癒やすことはもちろんですが、眼精疲労、頭痛、肩こり、さまざまな神経障害、認知症、心身症にも効果があるといわれ、また免疫力も上がり、病気の予防や病後の回復にも用いられるメニューです。

パンチャカルマ（パンチャカルマ浄化療法）

パンチャは「5」、カルマは「方法」を意味します。

身体にある5つの出口（鼻、口、小腸、大腸、皮膚）より、身体のなかに溜まったアーマ（未消化物）や、マラ（老廃物）を排出する、代表的な浄化・デトックスのトリートメントです。

鼻、口から排出されるのはおもにカパ、また小腸はピッタ、大腸や皮膚はヴァータの乱れなど、過剰になったドーシャのバランスを整えてくれます。

それぞれ体調に合わせた薬効成分が配合されたオイルを、鼻、口、肛門などから入れて、排出を促します。皮膚には塗布して、トリートメントを行います。パンチャカルマは必ず医師のもとで行います。

パンチャカルマの施術は、前処置、中央処置、後処置を含めて、約20日間かかります。オイルを飲んだり、薬膳を食したり、オイルでマッサージをして身体をゆるめたり、シロダーラを受けたりします。

発汗、排泄で身体のなかから解毒し、その後、身体をやさしくいたわり、養生して日常に戻る準備をする流れでトリートメントを終えます。トリートメントを受けたあとは、子どものころの元気で軽やかな身体に戻ったような感覚を味わえるといわれています。

アーユルヴェーダによる体質チェック

アーユルヴェーダでは「五元素理論」があり、宇宙や人はすべてこの5つの元素から成り立っているとされています。「空」「風」「火」「水」「地」の要素を五元素と呼びます。この5元素について少し紹介しましょう。

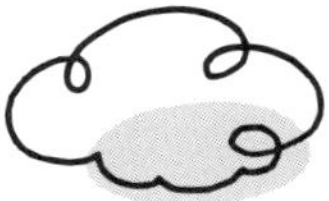

「空」は「空間」を表します。たとえば、部屋にたとえると、室内には空間が存在します。身体にたとえると、口腔や鼻腔、肺胞に空間が存在します。

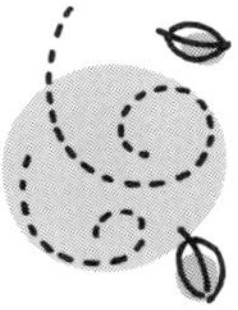

「風」は「動き」を表します。空間に動きが加わると風になります。室内ですと、窓を開ければ、空間が動いて心地よい風が流れますね。身体ですと、呼吸をすることで、口腔や鼻腔に風を取り込み、体内に酸素が送り込まれます。

「火」は「動き」のエネルギーから産まれます。エネルギーは「火」へと続き、「火」は物質を「変化」させる力があります。室内でたとえると、明かりも「火」になります。暗い部屋に明かりがつけば、一気に部屋の雰囲気も変わりますね。体内ですと、体温という熱をもっています。また、消化のエネルギーも「火（アグニ）」で行っていると考えています。食べたものが消化されて、栄養素に変化するのはまさしく「火」の変化を表しています。

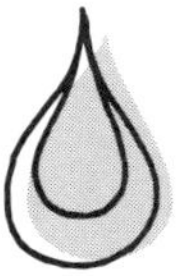

「水」は、寒い室内を暖房で温めると、空気が変化して窓に水滴がつきますね。「水」はいろいろなものを「混ぜる」ことを表しています。たとえば、窓についた水滴も、ほこりなどをいっしょに混ぜて流れていきます。身体のなかの水は、組織液やリンパ液、血液などがありますね。血液には酸素や赤血球、白血球などが混ざっています。

最後に「地」ですが、これは「かたまり」を表し、「水」と「地」でくっつくことを意味します。「地」「かたまり」を室内でたとえるなら、机や椅子、床、壁などの「かたまり」です。身体ですと、私たちの身体がアメーバーのようにならないように、骨を柱にして、皮でカバーして人の身体を形作っています。そして、「かたまり」は横に「空間」があるからこそ、「かたまり」として認識されます。

このように、5つのエネルギーは互いに作用しあって、すべてのものに存在すると考えられています。

人を構成する3つのエネルギー「ドーシャ」

この5つの要素が組み合わさり、3つのエネルギーに分けられ、人を構成しているとされています。この3つのエネルギーを「ドーシャ」（サンスクリット語では不純なもの、病素）と言い、ドーシャを調べることにより、個人の体質や気質、病気のおもな要因や種類を予測し、治療に役立たせることができるとしています。
「ドーシャ」で判断する3つのエネルギーとは「ヴァータ（風・空）」（おもに風のエネルギー）、「ピッタ（火・水）」（おもに火のエネルギー）、「カパ（地・水）」（おもに水のエネルギー）といい、個人によってもちろん違いはあるのですが、同じ人であっても、一日や季節、年齢によっても変化し、変わっていきます。
「ドーシャ」を確認することにより、セルフケアや治療、トリートメントの効果を向上させることが可能です。

アーユルヴェーダ・ドクターなどは、脈をみることでドーシャなどの体質や過去の病歴、将来発症する可能性のある病気なども判断します。ドーシャは脈や問診、また見た目の要望からも判断します。脈診に関してはかなりの経験が必要です。一般的には問診表（チェックシート等）を使用します。

チェックするうえで、ドーシャには2種類あることも確認しましょう。それは、プラクリティ・ドーシャ（本来のドーシャ）とヴィクリティ・ドーシャ（変化するドーシャ）です。プラクリティ・ドーシャは受精卵のときに決まるといわれていて、自分の本質的ドーシャになります。このドーシャをチェックシートで確認したいときは、自分が

アーユルヴェーダの５つのエネルギー

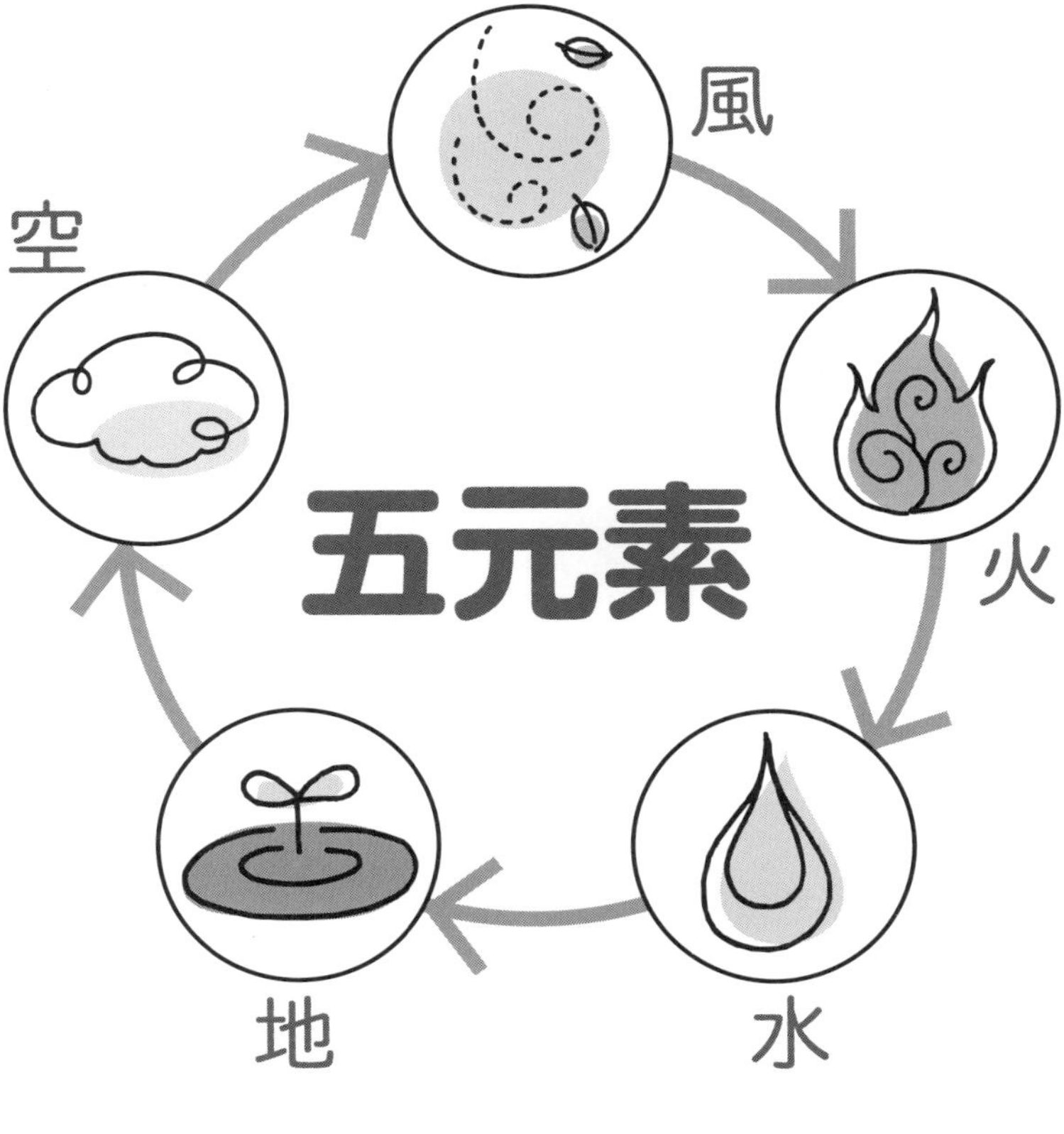

子どものころどうだったかを思い出したり、母親に子どものころの自分を確認したりして、行うとよいでしょう。

私たちは常にまわりの環境に影響されています。したがって、本来のドーシャから変化したドーシャ、すなわちヴィクリティ・ドーシャをみることで、どのドーシャが過剰になっているか、アンバランスになっているかを確認することができます。自分のアンバランスになっている部分に気づくことで、ケアの方法も自然とわかってきます。

それでは、次頁から、実際にチェックシートを用いて確認してみましょう。

子どものころを思い出して、プラクリティ・ドーシャと、現在の直感で答えるヴィクリティ・ドーシャを比較することで、さらにアンバランスな部分を確認することができるので、やってみてください。

自分のドーシャをチェックしてみましょう

次の表の質問で、A、B、C、のうち、あてはまるものにチェックしてください。ライフスタイルや性格、身体の様子等、25問の質問をすることで、簡易的にドーシャがわかるようになっています。

現状で直感的に答えることで、ヴィクリティ・ドーシャがわかります。また、自分が7歳くらいの子ども時代に戻ったつもりで、チェックしてみてください。これがプラクリティ・ドーシャとなります。

気になる答えが2つあれば2つ、すべてであればすべてにチェックしてもかまいません。気になる答えがなければ、飛ばしても大丈夫です。

ドーシャチェックは、体調や気分がすぐれないとき、季節の変わり目などにチェックしてみると、今の状態が確認でき、未病ケアとしても使えます。

		A	B	C
1	睡眠状態は？	浅く目覚めやすい □	深く短い □	深く長く眠る □
2	歩く速度は？	早い □	普通 □	ゆっくり □
3	興奮しやすい？	たいへんしやすい □	しやすい □	しにくい □
4	物事に動じやすい？	たいへん動じやすい □	しゃくにさわる □	影響されない □
5	物覚えは？	早いがすぐ忘れる □	人並み □	悪いが忘れにくい □
6	気性は？	せっかち □	攻撃的・短気 □	のんびり・おおらか □
7	気質は？	優柔不断・心配性 □	完璧主義 □	照れ屋 □
8	食欲は？	不規則 □	食欲旺盛 □	安定して適量 □
9	味の好みは？	塩辛い □	スパイシー □	甘い □
10	便通は？	不規則・便秘気味 □	軟便・回数が多い □	快便・規則的 □
11	血管は？	浮き出ている □	少し浮き出ている □	はっきりしない □
12	汗は？	かきにくい □	よく汗をかく □	ほどほどにかく □
13	問題が起きたときは？	注意散漫・よく悩む □	イライラ・怒りっぽい □	落ち着いて対処する □
14	行動は？	すばやい □	人並み □	ゆっくり □
15	話し方は？	早口・まとまりがない □	明晰・鋭い・キツイ □	ゆっくり・優しい・明瞭 □
16	肌の状態は？	薄い・乾燥しやすい □	敏感肌・脂性 □	色白・湿っぽい □
17	体感温度は？	手先・足先が冷える □	ポカポカ温かい □	全体的に冷たい □
18	髪の質は？	乾燥質・傷みやすい □	細い・柔らかい・薄い □	濃い・量が多い □
19	体格は？	スリム・やせ気味 □	中肉・中背 □	ぽっちゃり・骨太 □
20	ストレスを感じたときは？	恐怖・心配・興奮 □	怒りっぽい □	あまり感じない □

		A	B	C
21	金銭感覚は？	あるだけ使う □	普通 □	節約家・貯蓄好き □
22	苦手なタイプの人は？	束縛する人 □	いちいちうるさい人 □	誠実さに欠ける人 □
23	休日の過ごし方は？	運動など身体を動かす □	買いもの等ストレス発散 □	のんびりボーっとする □
24	好奇心は？	旺盛だが飽き性 □	人並み □	一つのことに執着 □
25	知性は？	創造力豊か □	分析力がある □	集中力がある □

A、B、Cで、それぞれチェックした数の合計を出します。

A＝ヴァータ □

B＝ピッタ □

C＝カパ □

実際にチェックしてみていかがでしたでしょうか？　自分のイメージどおりだった方もいれば、意外な自分を発見できた方もいるかもしれません。

一番大きな数字を、自分の体質としてみていきます。ただし、同じ数や1～2個くらいの違いでほぼ近いものも、複合された自分のドーシャとして、判断します。複合のドーシャはそれぞれのドーシャを同時に確認していきます。それではこのチェックから何が読み取れるか、まずはドーシャでわかる3つの体質、「ヴァータ」「ピッタ」「カパ」について解説していきましょう。

VATA ヴァータ（風・空）気質

ヴァータ体質の方は変化を好み、機敏でイキイキした心をもっています。豊かな創造力と繊細な感覚をもち、新しいアイデアが次々に浮かびます。そして新しい環境や初対面の人ともすぐになじめて順応性があり、洞察力も高く、すぐに物事を理解し、早く覚える反面、早く忘れてしまいます。

軽やかな風のようなあなたは、まわりまで幸福にしてしまうほどの幸福感を放射します。ただし、ヴァータのバランスが乱れると、エネルギーや言葉、お金など、何でも浪費する傾向が強まります。無理をしすぎて極度に疲労したり、まとまりのない話を続けたり、衝動買いに走ったりします。不安や不眠、便秘、肩こり、頭痛など慢性的な不満状態に陥りやすくなります。

ヴァータの男女タイプ
好奇心旺盛でおしゃれ

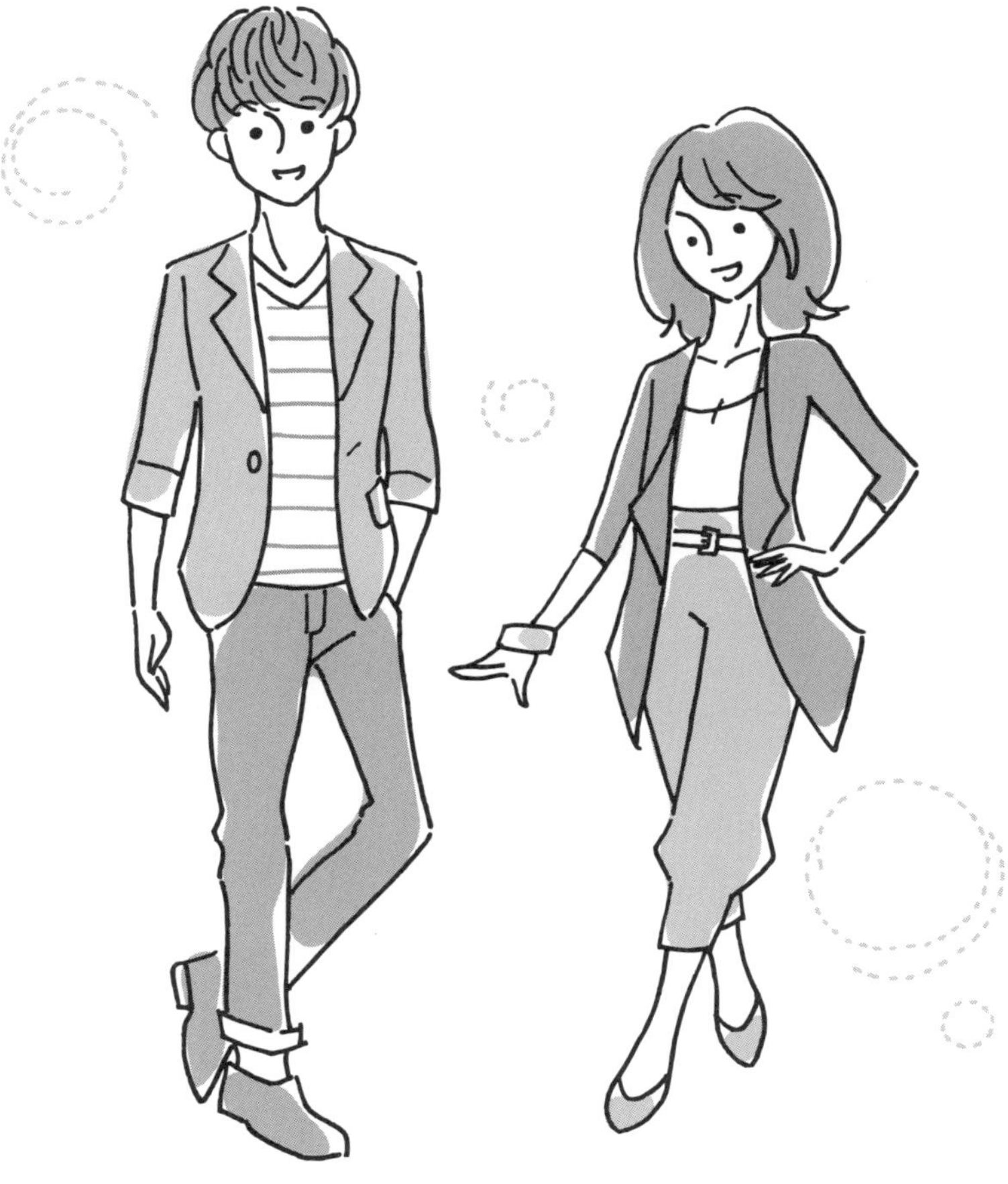

PITTAピッタ（火・水）気質

ピッタ体質の人は高い集中力を持ち、理路整然と計画的に行動し、最後までやり遂げるタイプ。鋭い知性と秩序と合理性を備えています。志が高く、人の上に立っても優れた指導力を発揮し、尊敬されるリーダーになれるでしょう。仕事に夢中になる傾向もあります。また、親切で自信に満ち、勇敢で話も上手です。自分の意思をしっかりもち、困難な課題にも挑戦していきます。

ただし、ピッタのバランスが崩れるとイライラして短気で怒りっぽくなり、完璧主義に走る傾向があり、人にもそれを求めます。敵意や自己批判がひどくなり、周囲とも衝突しやすくなります。ニキビや胃腸の痛み、痔、口臭や体臭、異常な空腹、喉の渇き、不眠を招きがちです。

ピッタの男女タイプ
仕事のできるしっかり者

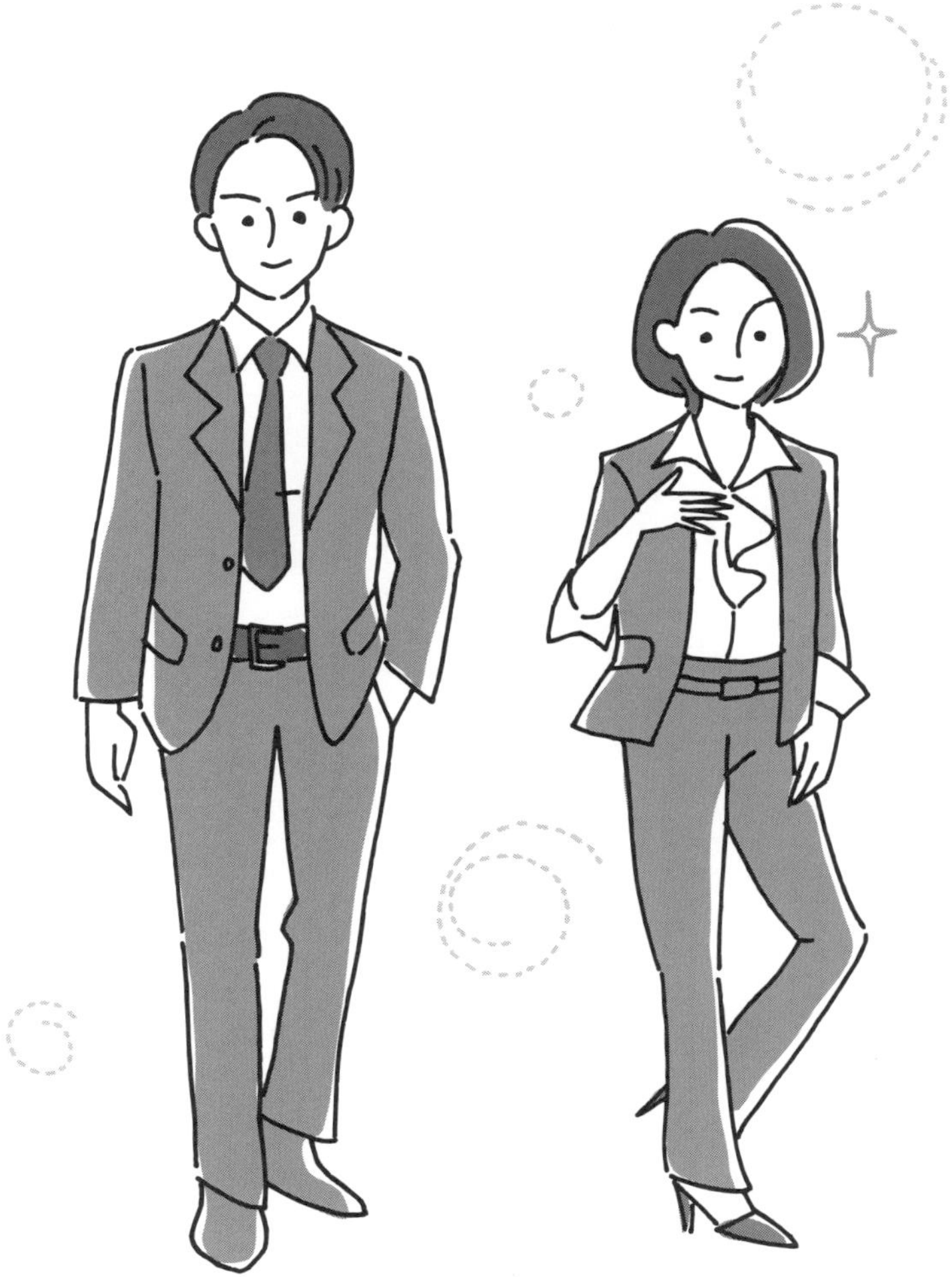

KAPHA カパ（地・水）気質

カパの体質の人は落ち着いていて忍耐強く、穏やかな性格です。寛大で情け深く、平和と誠実を好み、他人に愛情と思いやりをもって接し、まわりに温かな幸福感をもたらします。物事を覚えるのに時間はかかりますが、一度覚えたことは忘れません。健康にも恵まれ、スタミナがあります。物事をゆっくり考え、慎重に話す人が多いでしょう。水をたたえた母なる大地のように、人を幸福に包み込むでしょう。

ただし、カパのバランスが崩れると無気力でぼんやりし、動作が鈍くなります。物事に過度の執着を持ち、古いものを捨てるのをいやがります。体重が増えやすく、いくら寝てもたりない状態が続き、風邪やアレルギーにかかりやすくなります。また、関節の痛みも生じやすくなりますので気をつけましょう。

カパの男女タイプ
穏やかでのんびり屋

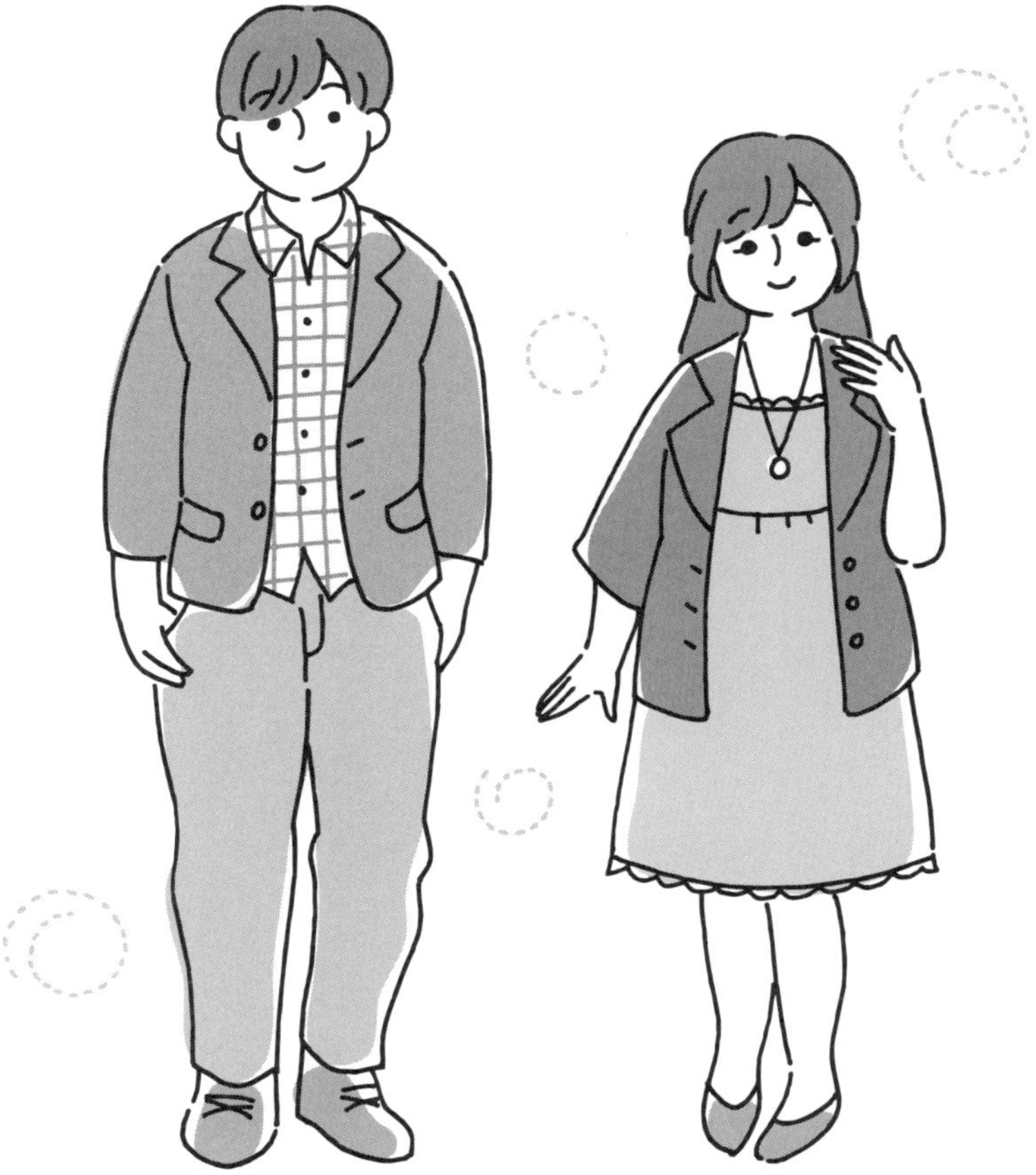

ドーシャによる診断と改善方法

それぞれのドーシャのイメージがついたでしょうか？　ただ、ドーシャのイメージがついても、その対策を知ることも大切です。ここでは、皆様が生活のなかで取り組みやすい対策をお伝えしましょう。

ヴァータ

スタミナぎれに要注意

とても軽やかなエネルギーを持ち、じっとしているのが好きではない方が多いでしょう。考えるよりも行動が先に出るタイプが多く、エネルギー的には軽やかでよく動くことができるのですが、けっしてスタミナがあるタイプではありません。そのため、気分で動き、知らない間に疲れがたまっているというような状態になりやすいのです。じっとして眠るのもあまり得意ではないので、ヴァータの人はよく目が覚めたり、寝つくまでに時間がかかる人もいます。

ヴァータの過労になりやすい傾向をケアするには、良質の睡眠が必要です。できれば1日8時間くらい寝ていただきたいと思います。お昼寝の時間をうまく活用するのもよいでしょう。うまく眠りにつけない方は、寝室に癒やし系のアロマを置いたり、枕元にコットンに1～2滴、アロマを垂らしておいてみるのもよいでしょう。

ヴァータの感性は素晴らしく、とても好奇心旺盛で、流行にも敏感で、おしゃれが上手な方が多く、美魔女といわれる方はヴァータの人に多くみられます。そのため、常にアンテナを張っておきたい傾向があり、興味が次々と移り変わっていきます。広く浅くではありますが、たくさんのことを知っているので、とても楽しい会話ができます。

その反面、一つのことに集中するのが苦手です。なんでも器用にこなすのですが、職人のように、極める！　ということが難しいのです。なので、職人のような人を前にすると自信をなくすことがありますが、そういったことは「個性なのだ」と割りきって、ヴァータの好奇心旺盛で、興味のあることをキラキラと追いかける自分を、大いに楽しんでいきましょう。ヴァータがアンバランスに陥ると、心の中にネガティブ・

エネルギーとして、不安が膨らんできます。「私、大丈夫かな……」「人からどう見られているのかな……」「流行にのれていないんじゃないかな……」などの不安が出てきたときは、ヴァータのエネルギーが過剰になっているサインです。そういうときこそ、癒やし系のアロマを利用して、リラックスし、オイルトリートメントなどの身体を落ち着けるトリートメントを受けて、ゆっくり休んでください。色々と調べたくなったりするのも、いったん休憩です。ヴァータをさらに過剰にしてしまうので身体を癒やすことに集中しましょう。

ヴァータを元気にする味覚

また、アーユルヴェーダでは味覚からのアプローチでもドーシャを整えることができます。ヴァータへのおすすめは、甘味、酸味、塩味です。ヴァータはかなり体力の消耗が多いタイプなので、栄養価の高いもの、また食欲が進みやすい塩味を積極的にとっていただいても大丈夫です。皮膚も乾燥しやすいので、少々の油っぽい食事もとって大丈夫です。比較的、スリムな体系になりやすいヴァータは、糖質カットなどの過度なダイエットは向きません。逆に、辛味、渋味、苦味はとりすぎないように注意しましょう。なんとなく、癒やされにくい味覚なのもご理解いただけるでしょう。自分の身体の声を聴きながら、自分を癒やしてあげましょう。

ヴァータの方は人も自分も楽しませるのが大好きなので、芸能関係のお仕事、アイドルも向いています。センスや感性がよいので、美容師やデザイナー、企画、営業などの仕事も向いています。

自分の才能を大いに発揮してヴァータらしく輝いていきましょう。

ピッタ

消化器系のトラブルに注意

火のエネルギーをおもに考えていただくとよいでしょう。火の象徴として太陽を思い浮かべてください。冬から春にかけて、暖かい太陽の光はとてもありがたいものですね。

太陽の光を吸収して、植物も育ちます。なくてはならない日の光ですが、真夏になるとどうでしょう？　ありがたかった太陽の日差しも強くなり、植物も枯らしてしまうほどの攻撃力があり、熱中症にも気をつけなくてはなりません。すこしは日が陰ってほしいなと感じるときもあるでしょう。このように、太陽のようなピッタはなくてはならない大切な存在ですが、エネルギーが過剰になると攻撃力が強くなり、まわりに怖い印象も与えかねません。

また、アーユルヴェーダでは頭が月でお腹が太陽と考えることや、お腹のなかで、「火(アグニ)」のエネルギーで消化が行われると考えられていると前述にご紹介しましたね。「火」のエネルギーが消化器系と深くかかわるため、ピッタの方が、アンバランスになると、消化器系のトラブルが多くなります。過食になったり、胃腸を壊しやすいといったことがよくあるので、消化のよい食べものをとるように心がけて、刺激物はなるべく控えましょう。また、胃腸のトラブルからも肌荒れ、ニキビ、吹き出物のお悩みも出てきます。よく、腸の中の状態が肌に現れるといわれるのも納得です。また、胃腸が弱ると、口臭や体臭も気になってきますね。そのようなことを考えると、ピッタの方は、胃腸のケアがとても重要になってきます。

また、ピッタの気質は非常に責任感が強く、頭もよく、真面目な方が多いので、考え方に「こうあるべき」という傾向があり、なかなかルールどおりにいかないと、ストレスを抱えてしまいます。物事を進めるうえで、ルールを重んじ、そのルールに当てはまらない方には時には厳しく注意もするでしょう。注意された方は怖いと感じるかもしれません。しかし、ピッタはとても責任感が強いため、相手にだけ注意するのではなく、統率力がないのではないか。自分はちゃんとできているのか？と、自分をも攻撃してしまいます。こういったことから、ピッタの方はストレスがたまりやすく、またストレスから胃腸が弱くなるといった悪循環に陥りやすくなります。

しかし、ピッタの責任感が悪いことではありません。とても大切なことです。また太陽がないと植物が育たないように、ピッタの人がいないと規律に基づいて動く人がいなくなり、たいへんなことになってしまうかもしれません。

ではピッタのエネルギーが過剰になる、いわゆるアンバランスになっているときはどうすればよいでしょうか？

太陽と真逆のエネルギーを吸収しましょう。日光浴ではなく、月光浴がおすすめです。日が陰って、すこし暗くなりかけたら、ゆっくりと深呼吸しながらのお散歩は、メラメラ燃える火のエネルギーを沈静させてくれます。

また、沈静系のアロマを利用するのもよいでしょう。神社仏閣巡りもお香の沈静系の香りに包まれるよい気分転換になるかもしれませんね。沈静系のアロマ・トリートメントも効果的です。

火のエネルギーを過剰にさせないためにも、熱いお風呂や長湯は避けて、夏場などはシャワーでよいでしょう。

ピッタのネガティブな心のサインは「イライラ」です。なんだかイライラするときはあなたのなかの火のエネルギーが過剰になっているととらえて、心を落ち着けるように努力してみましょう。

ピッタを元気にする味覚

味覚でのアプローチは「甘味」「渋味」「苦味」がおすすめです。なんとなく、癒やされて落ち着くような味覚ですね。逆に「塩味」「酸味」「辛味」はとりすぎないように注意しましょう。とくに、「辛味」は、レストランのメニューでもよく炎のマークで表記されるように、火のエネルギーを高めてしまいます。唐辛子を何にでも使用するといった食事は改めたほうがよいでしょう。

ピッタの方はとても責任感が強く、リーダーシップを発揮される方が多いので、管理職などの役職があることで、モチベーションがアップします。また、キッチリとした仕事にやりがいを感じるので、研究者や会計士など、1＋1＝必ず2になるといった、かたい仕事に使命感をもちます。ピッタはきっと、みんなの頼れるリーダーになってくれるでしょう。

カバ

「怒りの蓄積」に注意

たとえるなら、広い広い大海と、どこまでも続く大きな大地のような存在で、懐が深く、なんでも受け入れてもらえるような慈愛に満ちた方が多いです。少々のことでは動じません。

機敏に動くことは苦手ですが、落ち着いた行動はまわりの人にとって、安心感と癒やしを提供することでしょう。人の話もじっくり聞きます。また自分の思いもゆっくり話します。何かをするとき、勢いで行動するというより、熟考してから行動します。そんな行動から、まわりからはおっとりして見えることでしょう。ですが、確実に目標を達成する力をもっているのがカパです。母なる大地のようなカパは、癒やし系としてやさしい雰囲気をもっています。感情的になることも少ないので、よい相談役として頼りにされることが多いでしょう。

カパは嫌なことがあったとき、短絡的に怒りを表現しませんが、その怒りは徐々に心の中に溜まっていき、なかなか忘れることができません。何年も前のこともしっかり覚えていたりします。

「許すけど、忘れない」。この言葉は、以前カパの方がいったことで、その性格を表していると思います。

カパの人が怒らないからと調子にのってはいけないでしょう。カパが怒るときはよっぽどの事情があると心得ましょう。

カパの人は「水」「地」のエネルギーから「くっつく」接着剤的な要素をもっています。このことから、大きなカパの懐になんでも収納する傾向があります。ものでも感情でも同じです。くっつけて収納する。それを繰り返します。人からもらったものはとても大切にします。たとえば、ボーイフレンドからもらった指輪も、指輪だけでなく、包装されていたきれいなリボンから紙袋まで、きちんと保管することでしょう。彼への感情とものをくっつけて、大切な思い出として収納します。このように、いろいろなものに感情移入するため、断捨離が苦手な人が多く、カパの方の部屋は、かわいらしい小物や雑貨、荷物、道具などが多いのも特徴です。

なんでも溜め込んでしまうために、身軽に動けないといった要素があります。感情も古いことを忘れない、気持ちの切り替えが苦手、それが過剰になってくると、さらに気持ちが重たくなって、やる気がなくなる、無気力、ぼんやりするといった、内にこもる傾向が強くなります。運動もあまり好きではない方も多く、動かず、内にこもることで、運動不足による関節のこわばりや肥満傾向に注意が必要です。

カパの人はなんでも溜め込まず、発散することを心がけましょう。内にこもりたいといった感情はカパのエネルギーが過剰になっているサインです。カパの人は寝ることが大好きで1日に10時間くらい寝る方も多く、寝れば寝るほど、カパのエネルギーが増えて、もっと寝たくなり、ぼんやりするといった悪循環に陥ります。できるなら6時間くらいの睡眠でしっかり身体を動かすと、どんどん元気になっていきます。実は大海や大陸のようなエネルギーももっているカパは、一番体力があるのです。

自分のなかで、なんだか、忘れられないといった「執着」する感情は、カパ特有のネガティブ・エネルギーです。そういった感情に気づいたら、感情ものもの断捨離をして、スッキリ軽くなるように心がけましょう。ハイキングやスポーツジムに行くのもよいですね。

カパの人は自分を癒やすのも得意ですが、逆に癒やしすぎると動きづらくなるので、トリートメント的にはオイルトリートメントは向いていません。できるなら、整体やタイ古式、またはヨガやピラティスなどが健康の助けとなるでしょう。

カパを元気にする味覚

味覚では「苦味」「渋味」「辛味」を積極的にとりましょう。なんだか癒やされる味ではないのがかわいそうですが、肥満になりやすいカパには「辛味」などの代謝を上げてくれる味覚はとてもありがたいものです。逆に「甘味」「酸味」「塩味」などの食欲が進むもの、癒やされるものはとりすぎないように注意しましょう。

カパの方のおおらかな人柄は人に安心感を与えてくれて、また人に愛情を注ぎたいと考えるので、保育士やセラピスト、ヘルパーなど、人に貢献する仕事が向いています。カパの人が行うケアは身体だけでなく、心まで癒やしてくれることでしょう。

各ドーシャの特徴とケア法

	VATA ヴァータ	PITTA　ピッタ	KAPHA　カパ
一言で表すと	ムードメーカー	リーダーシップ	癒やし系
理想の睡眠時間	8時間	7時間	6時間
体系	スリム	ノーマル	がっちり
肌質	乾燥・色黒	ノーマル	しっとり・色白
おすすめのアロマ	癒やし系の香り ローズマリー ラベンダー カモミール ゼラニウム	鎮静系の香り ラベンダー ジャスミン サンダルウッド ローズ	リフレッシュ系の香り ユーカリ ローズマリー ジュニパー ネトル
適した職業	美容師 デザイナー 広告関係 アイドル	管理職 銀行員 会計士 研究員	セラピスト 介護士 保育士 看護師
おすすめのケア	オイル トリートメント 足湯	オイル トリートメント 夜の散歩	整体　ヨガ ウォーキング
味覚	甘味、酸味、 塩味　〇 辛味、渋味、 苦味　×	甘味、渋味、 苦味　〇 酸味、塩味、 辛味 ×	辛味、渋味、 苦味　〇 酸味、甘味、 塩味　×
ネガティブなときの特徴	不安	イライラ	執着

第三章

シロダーラとは
〝キング・オブ・アーユルヴェーダ〟と呼ばれる理由

究極のアンチエイジング「シロダーラ」

アーユルヴェーダには前の章でもあげたように、たくさんのトリートメントがあります。その多くは浄化トリートメントで、身体のなかに溜まった毒素などをデトックスしていくものが多く、シロダーラもその一つです。シロダーラとは、二つの言葉「siro=頭」、「dara=流す」でできています。「脳のトリートメント」「心の浄化」と言われ、インドの伝承医学「アーユルヴェーダ」のなかの浄化プログラムの一つです。シロダーラは乱れたバランスを整えて、健康な身体へと導くだけでなく、心の状態も整えてくれる、とてもありがたいトリートメントなのです。

以前、スリランカのアーユルヴェーダ・ドクターにシロダーラを一言で表現すると何ですか？　と質問したことがあります。ドクターは「究極のアンチエイジングだ」と答えてくれました。

なぜなら、シロダーラは脳をケアすることで、脳をしっかり活用することができるようになるからです。そうすると、夜眠っている間に、脳からの指令により、身体のメンテナンスがとてもスムーズに行われます。睡眠の質もよくなり、朝の目覚めもスッキリします。さらにシロダーラを定期的に受けることで、「心の浄化」いわゆるストレスを軽減することもでき、脳が気持ちよく働いてくれて、私たちの身体を健康へと導いてくれるのです。まさしくシロダーラは、アーユルヴェーダの予防医学に必要なトリートメントなのです。

また、シロダーラが過去、どのように使用されていたかの背景も少しお伝えしましょう。所説ありますが、その一つとしてお読みください。

紀元前よりインドでは厳しいカースト制度があり、インドの王子様から出家したお釈迦《しゃか》様はカースト制度に強く反対し、「人は皆平等」と唱えていました。カースト制度は上からバラモン（司祭）、クシャトリヤ（王侯・戦士）、バイシャ（商人）、シュードラ（隷属民）に身分を分けられます。

最上位のバラモン（司祭）とはわかりやすくたとえると、僧侶のような者になります。バラモンになるためには厳しい修行が課せられました。時には命をも落としかねないつらい修行でした。修行中、病やケガも多く、また心も折れそうになります。そんな状態で雑念を払い、常に心を穏やかに保つ瞑想を会得することは、とても困難でした。

そんななか、古来より難しいとされている瞑想状態に到達するのを、10年短縮できる施術として「シロダーラ」が取り入れられていました。

シロダーラによって、10年も短縮できると命を落とすことも少なくなるばかりか、病やケガの回復も早くなり、心のバランスも整えられました。いにしえの時代には修行の助けとなった施術ですが、実際に驚くべきさまざまな効果効能があり、現代にまで生き続けたアーユルヴェーダ真髄のトリートメントなのです。

最近では瞑想も、「マインドフルネス」という新しい表現がなされ、瞑想状態が身体へ及ぼす影響もどんどんと研究されています。スマホのアプリのなかにも、ヘルスチェック機能として、マインドフルネスがセットされています。

日本の法律でも「ストレスケア対策法」が施行され、50名以上の雇用がある会社ではストレス対策が義務づけられています。これはストレスが、いかに万病のもとであるかを国も理解しての法律だと思います。この法律を受けて、グーグルやマイクロソフトなどの大企業では社員研修に瞑想を取り入れたり、社内に瞑想ルームを設置しているのは聞いたことがあるでしょう。

そのほか、有名アスリートや芸能人も瞑想を生活に取り入れ、予防や健康維持、ま

シロダーラは瞑想状態への到達を
10年縮める効果があるという。

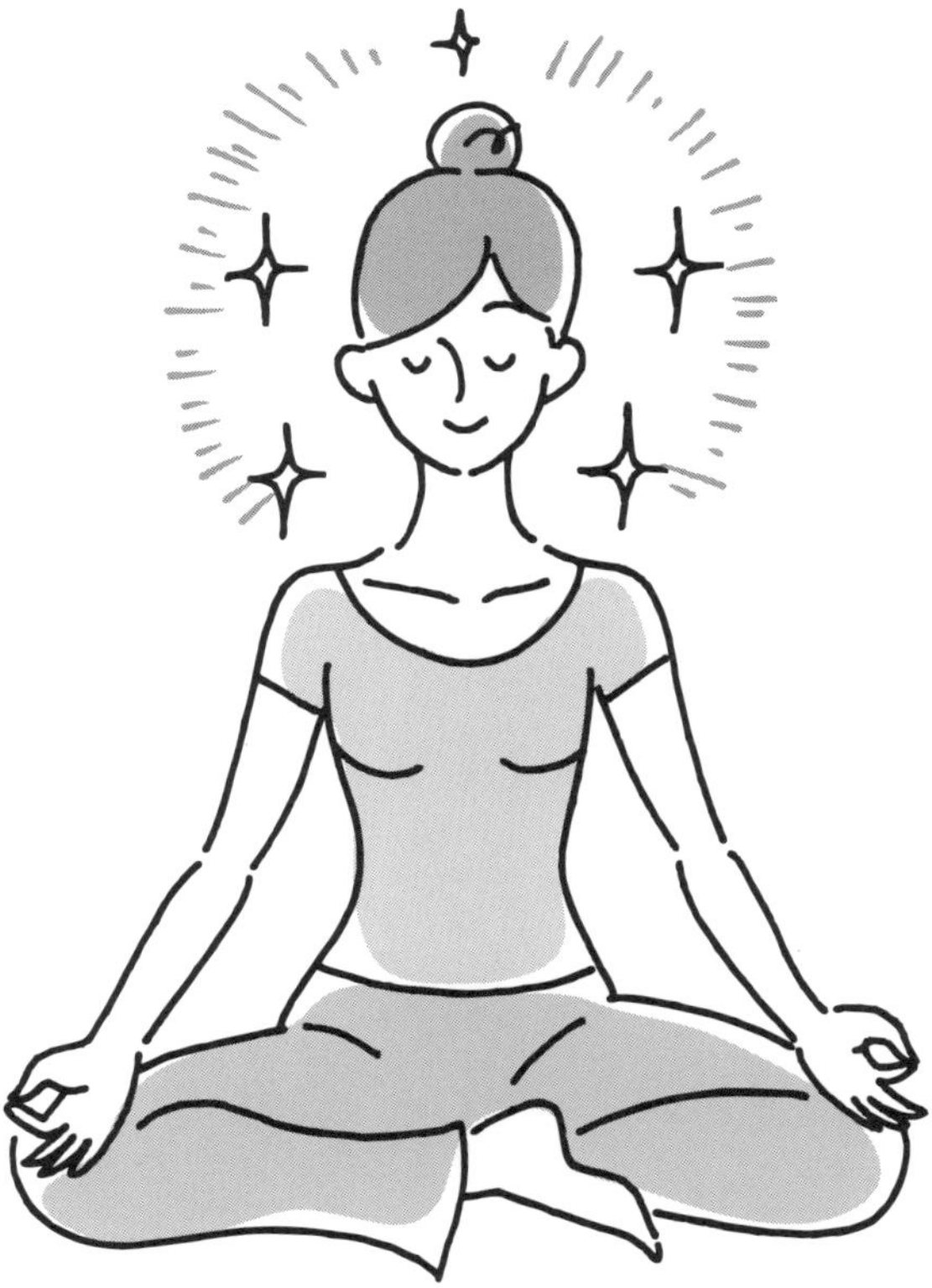

た自分自身の最高のパフォーマンスを引き出すために活用しています。

ストレス社会において瞑想は、心と身体の健康維持にとても有効と考えられ、ニューヨークなどでは朝、出勤前にヨガスタジオに立ち寄り、瞑想することから一日のスタートをきる方も増えてきているそうです。このように、瞑想は健康にとても役立つことがどんどんと認知されています。

実はシロダーラは、瞑想と切っても切れない関係があります。第三の目といわれている眉間近くにある「チャクラ」に、温めたオイルをたらす映像は、しばしばテレビや雑誌などでも紹介されています。このシロダーラを一度は経験してみたいといわれる方も多く、これからますます普及する「本物の」トリートメントであると思います。それは5000年生き続けた歴史が証明してくれていますね。

シロダーラは脳をケアすることで、心と身体をトータルに健康へと導く最高のトリートメントなのです！　そして、アーユルヴェーダとシロダーラの違いがわからない方が多いくらい、アーユルヴェーダの象徴的なメニューであることから、〝キング・オブ・アーユルヴェーダ〟と呼ばれています。

シロダーラは脳をトリートメントする施術

皆様に質問です。左のような経験はありませんか?

□ 最近寝つきが悪い
□ 何度も目が覚める
□ 朝起きても身体が重い
□ 気分が落ち込むときがある
□ モチベーションが上がらない

もし一つでもあてはまっていれば、ストレスが溜まっているサインです。

右記の質問は実は現代人に多い悩みなのです!!

現代人の悩みは、ほとんどがストレスからからきているといっても過言ではないでしょう。ストレスは大きく分けて、2つの要因があります。

1つは環境ストレスと呼ばれるものです。

環境ストレスは私たちの生活のなかに潜んでいます。たとえば、食品添加物の入った食事、科学合成薬品が含まれた掃除用洗剤、パソコンや携帯電話、テレビや電子レンジから発せられる電磁波やブルーライト、車の排気ガス、PM2・5など、避けては通れないものに囲まれています。

口から入る環境ストレスもよくないために、食品の全成分表示も義務づけられています。同様に、子どものための食育も見直されています。最近では、電磁波カットのドライヤーやエプロンなども販売されていますね。パソコンやスマートフォンのブルーライトを軽減するメガネが人気商品になっています。このように、私たちはさまざまな環境ストレスのなかで生活しています。環境ストレスは、私たちが気づかない間に、身体を蝕《むしば》んでいるのです。

もう1つのストレスは、精神的ストレスです。むしろ、こちらのほうが先に思いつくかもしれません。人間関係や職場のストレス、子どもにおいては受験やイジメの問題、大人では会社の業績やノルマなど、多くのストレスを感じて「うつ」の症状に悩む方が、近年極端に増えていると報告されています。精神的ストレスは心を蝕んでいきます。

そして、その両方のストレスを放っておくと、次のような、さまざまなトラブルが発生します！

・頭痛・肩こり　・眼精疲労　・不妊症　・胃腸障害　・睡眠障害　・摂食障害
・ホルモンバランスの不調　・心身症　他

実際に病名がつく不調を発生してしまうことも多くあります。

現代人のお悩みは、ほぼストレスとイコールといえるかもしれません。

皆様もご自身で、なんとかストレスを解消しようと試みているのではないでしょうか。たとえば趣味を楽しむ。整体・鍼灸・エステなどに行く。友人と交遊する。スポーツをするなど、いろいろな解消法がありますね。

それでもストレスを感じる……。

質問　そのストレスはどこで感じていますか？

答え　脳です。

そこで「脳の唯一のトリートメント」といわれる、シロダーラが必要となってくるのです。

皆様も経験したことはないでしょうか？

肩がこってもんでもらったことや、腰が痛くて湿布を貼ったことなど、疲労や痛みを感じたとき、その患部に何らかの手当てをしますね。

ところが人間の身体のなかでも一番酷使されている「脳」については、あまり手当てされていません。

歩く、話す、考えるなどの行動や、無意識で行う瞬き、消化なども、すべて脳が電気信号で、身体中に指令を出しています。感じるといった心の働きも脳で行っています。夜眠ることができるのも脳が寝かせてくれるように身体に指示しています。そして、寝ている間に、日中、使用した身体の修理をしてくれているのです。

脳は心臓のように一日中、休む間もありません。また心臓のように伸びて、縮んでの単純作業ではありません。身体のすみずみから脳に向けて発せられるメッセージを受け取り、また身体のすみずみへと指令を出して、スーパーコンピューターのように大量の情報を処理しながら、私たちの身体を維持してくれています。

極端な話をすれば、私たちが生きているか、死んでいるかも、脳で決まるといってもよいでしょう。万が一、事故に遭ってしまった場合、手足に損傷があったとしても、脳が生きていれば治療を受けることができます。しかし、脳がダメージを受け、「脳死」と判断された場合は治療が終了します。このように、脳は私たちの生死に関わる最も重要な臓器なのです。

ですが、頭蓋骨で守られた「脳」は、疲労していることがわかりにくく、見過ごされがちなのが悲しい現状です。脳のマッサージ、脳のトリートメントともいわれるシロダーラを大いに活用していただくことが、私たちの健康のためにとても有効と考えています。

脳をケアすることで、万病のもとであるストレスを軽減し、眠っている間の身体の修理をスムーズに行い、心と身体を同時にケアしていきましょう。シロダーラは究極の癒やし、究極のアンチエイジング、究極の健康法ともいえるでしょう。

シロダーラの3つの柱

日本で知られはじめたころは、不思議なトリートメントとして取り上げられ、実際の効果効能よりも、見た目のインパクトが先行していました。ただ額にオイルを落とす施術として、蛇口のようなものからオイルが流れ、流れ落ちたオイルをモーターで循環させて使用したり、額を伝ったオイルをすくって、何度もかけ流し、再利用することもありました。

この再利用は、私はおすすめしません。額を伝ったオイルには人により、色が変化するほど疲労物質などが含まれているので、せっかくデトックスした効果が半減する可能性もあります。ただ、とても施術が難しいシロダーラを、セラピストのストレスを軽減して、安定的に使用するにはとても効果的な設備ともいえるでしょうが。

昔、スリランカのアーユルヴェーダ・ドクターに、デトックスオイルの危険性を学んだことがありました。ですが、実技のときには再利用していたのです。私がなぜ再利用するのですか、と質問すると、オイルに配合されている薬効成分はとても貴重なため、大切に使用していること。本人の身体から出たものは、本人にはさほど悪影響はなく、他人に使用するのは危険であること。これらのことを教えてくれました。こういった感性は、アーユルヴェーダならではのおおらかさだと思います。なので、再利用が悪いとはいいきれません。ただ、日本人は衛生観念がとても強いので、なかには再利用を好まない方もいらっしゃるかもしれません。

また、オイルを垂らす時間を極端に短縮したり、ひしゃくやじょうろのようなものでオイルをかけるだけであったり、額のチャクラに的《まと》を定めないなど、シロダーラにもさまざまな手法や諸説があります。

とくに、吊《つ》り下げタイプの設備では、ゆらゆら揺らすことにより、リラクゼーション効果も高くなります。揺らさないで使用するより、揺らすほうが設備を自然に使用できるでしょう。

また、あえて揺らさないで、脳のツボといわれるチャクラに的を定め、ツボから脳へとしっかりとアプローチしていくことで、脳のケアとしてのシロダーラの効果が高まるという考えもあります。

なかには効果を実感できない手法により、シロダーラの効果に疑問を持つ方がいらっしゃるのも、悲しい現実です。このようなことから、まだまだシロダーラは研究を深める必要のあるトリートメントだと考えています。

ここでは、一般社団法人日本シロダーラ協会が考える、シロダーラの理論についてお伝えしましょう。

協会ではシロダーラの理論で大切にしている3つの柱があります。

①周波数
②薬効成分
③デトックス

この3点を大切にしながら、シロダーラのトリートメントを行います。それでは一つずつ解説していきましょう

周波数

なぜ、シロダーラはオイルを額に垂らすのか？　不思議に思う方も多いでしょう。

これは単に、気持ちよいからという理由ではありません。額にある脳のツボにオイルを一定量、一定の落とし方で、池に水滴が落ちて波紋が広がるように、額に周波数を発生させます。本来、身体のなかで司令塔としてフルに働く脳は疲労していて、一番トリートメントを必要としている臓器です。

お豆腐ほどの柔らかさの脳は、簡単に壊れないように頭蓋骨と髄液で守られています。まさに、お豆腐が水に浮いてプラスティックの容器に収められているのと同じです。一番トリートメントをしたい脳を守っている頭蓋骨と髄液を利用し、オイルを落とすことで発生させた周波数を共鳴させて、脳にアプローチしていくのがシロダーラなのです。

そのために、落とし方はとても重要です。常にオイルを落としている間は観察が必要で、「見守りのトリートメント」ともいえるでしょう。

もともとのシロダーラが屋外で木の枝にぶら下げて施術していた名残か、吊り下げタイプの設備が主流です。しかし、吊り下げタイプは安定性が保てず、鼻や顔にオイルが飛び散ることも多く、繊細なお客様には心地よいものではありませんでした。また施術者も取り扱いに神経を使います。

ベッドの頭部に柱を置き、そのまわりで施術者が動くスペースや、オイルを温める電熱コンロなどを近くに置いたり、専用ベッドも必要で、大掛かりな設備となっていました。この設備を使いこなすには、かなりの訓練とセラピストの感性が必要です。ですが、熟練のセラピストから受ける、ゆらゆらと揺れるシロダーラもまた、とても心地よいものです。

その後改良が進み、オートメーションの循環式のシロダーラマシーンが開発されました。マシーンで行うと、施術自体は容易になりますが、お客様が頭を動かしたときに、脳のツボを追いかけることができず、マシーンの機械音にも影響されます。加えて、一度頭を伝って落ちたオイルを濾過したとしても、また額に落とすことを心地よいと感じない方もいらっしゃいます。

ですが、セラピストのスキルに作用されないという、施術の安定性のよさがあります。気軽にシロダーラを受ける、もしくは定期的にトリートメントするにはとても使いやすいでしょう。

インドやスリランカ、インドネシアの先生に聞いても、揺らしながら額に落としたほうがよいという方、揺らさずに脳のツボを狙ったほうがよいという方がそれぞれいらっしゃるというのが現実です。

協会の設備を使用した場合、安定して額のツボを狙います。この設備は、吊り下げタイプのシロダーラ設備より、短時間で効果を実感していただけました。

協会ではなぜ、揺らさずに額のツボを狙うかというと、一定の周波数を発生させるためです。一定の周波数を発生させることで、脳が瞑想状態になりやすいといわれます。

前に述べたように、シロダーラと瞑想は切っても切り離せない関係があります。

ここで、瞑想とはどのような状態をいうのでしょうか。瞑想の定義は、「身体は寝ているが、意識は起きているような状態」とされています。

それに対して、睡眠は「身体も意識も眠っている状態」、活動は「身体も意識も起きている状態」といえます。この瞑想状態は脳の疲労を回復し、身体にもよい影響を与えるという効果があるため、さまざまな方が瞑想を取り入れています。そのポピュラーな例としては「ヨガ」が知られています。また、スポーツ選手が肉体とメンタル面を強化するため、クリエイターもひらめきを誘導するとして、よく瞑想法を取り入れています。

このように、私たちのまわりにも瞑想を生活の中に取り入れている方は、意外に多いのです。

ですが、よくいわれるのが「瞑想はやはり難しい」ということです。

そこで、シロダーラが瞑想を手助けしてくれるのです。

瞑想状態には特定の脳波が現れます。

まず、脳波には以下の種類があります。

・ガンマ（γ）波　38ヘルツ以上　非常に興奮している状態　活動的な状態
・ベータ（β）波　13～38ヘルツ　一般的な活動状態
・アルファ（α）波　8～13ヘルツ　非常にリラックスした状態
・シータ（θ）波　4～8ヘルツ　まどろみの状態　瞑想状態
・デルタ（δ）波　0.2～4ヘルツ　深い睡眠状態

アルファ波、シータ波は脳にとって非常によいリラックス状態とされています。とくにシータ波は、ヨガの瞑想状態の脳波としても知られています。またこのシータ波の状態で学習すると、記憶力が高まり、ひらめきがよくなるともいわれています。シータ波はベッドに入り、眠りに落ちる瞬間に発生します。その一瞬のシータ波を利用するのが、睡眠学習と呼ばれているものです。

この脳波は脳の海馬近くで発生されます。シータ波が出ているとき、脳のなかでは、脳の神経伝達物質アセチルコリンが増えます。アセチルコリンが増えると、神経伝達シナプスが活性されます。

認知症の治療薬として使用されるアリセプトは、アセチルコリンが減少することを抑える薬でもあります。その点からも、シータ波が脳にとってリラックスしながら神経を活性化し、認知症にも効果があるといえます。

脳内にシータ波を発生させるには、シロダーラのトリートメントによって可能になるといわれています。

オイルを額中央（第3の目、第6チャクラ）に垂らしますが、その方法として、ボウル（ドリッパー）の底の穴に木綿《もめん》のひもを通し、ひもを伝わらせて垂らします。ひもを伝わせることで、オイルの落ち方がとてもソフトになります。そうしてオイルが額に着地すると、脳にとって心地よい周波数が生じるとされ、その周波数にリンクするように脳が非常にリラックスしてシータ波が発生するのです。そういったことからも、オイルを垂らす手法として、蛇口やじょうろのようなものでは効果が出にくいことがおわかりいただけるでしょう（ひもの先端と額まで5～10センチメートル、理想は7センチメートルの距離）。

ここでシロダーラ協会が、脳のツボを狙ってオイルを垂らすことで、どのような脳波になるのかを実験し、日本健康促進医学会学術総会で発表したものがあります。その概略をご紹介します。

シロダーラの効果を高める簡易設備（特許取得第5945216号）にての実演

協力　フューテックエレクトロニクス株式会社　渡邉剛久

一般社団法 日本シロダーラ協会　ダーリスト　七海みち

被験者　健常者37名（24歳～70歳）女性33名、男性４名

脳波測定　閉眼安静　仰臥位（仰向けに寝た状態）

シロダーラ前３分、シロダーラ中20分、シロダーラ後３分の脳波の変化を計測

・14名に於いてアルファ波が増加。
・19名に於いてベータ波が減少。
・25名に於いてシータ波が増加。
・日常的に90日に1回の割合でシロダーラを受けている被験者４名に関しては、全員シータ波が増加。

その後、さらにデータを精査すると、
・アルファ波だけが増加したのは10名。
・シータ波だけが増加したのは20名。
・アルファ波とシータ波ともに増加したのは４名。

・ベータ波だけ増加したのは3名。
・37名中、効果を感じなかったのは3名。

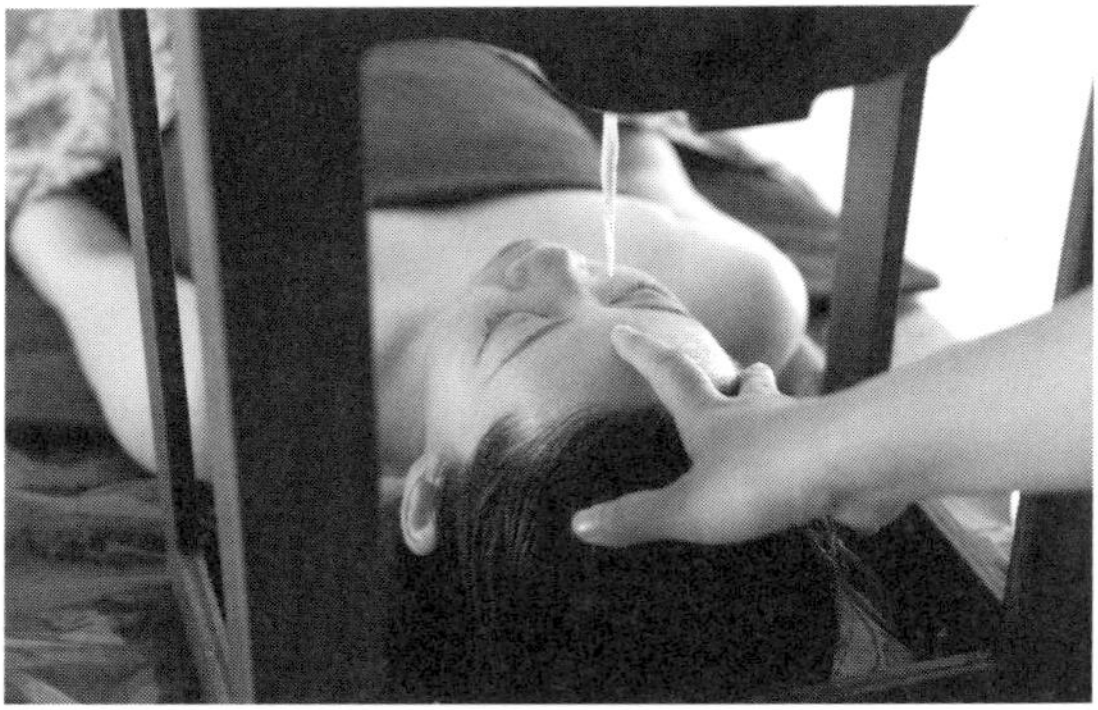

「第3の目」「第6のチャクラ」といわれる額の一点を狙ってオイルを一定量、一定のリズムで垂らす。

このような実験結果により、脳のツボを一定の落とし方で刺激することによって、アルファ波やシータ波が増幅し、ベータ波が減少して、ストレスが軽減されていることが証明できました。

ご紹介させていただいたシロダーラの効果や設備の効果などの実験は、私1人では到底なしえるものではありませんでした。いろいろな方にご指導をいただきながら、協会本部スタッフ、ダーリストの皆様、実験にご協力いただきました被験者様、脳波計のメーカー様、博士や研究員の皆様、その他、たくさんの皆様のご協力をいただき、実験から研究発表の場をいただきました。

シロダーラの素晴らしさをお伝えすることを使命に感じている私にとっては、感謝しかありません。感謝の言葉でもたりないと思いますが、皆様のご協力を活かすためにも、今後もシロダーラと向き合っていきたいと思っています。

薬効成分

日本ではシロダーラはセサミオイルを落とすイメージが強いですが、アーユルヴェーダが盛んなインド、スリランカではオイルを落とすだけではなく、オイルに薬効成分を入れるのがシロダーラとされています。セサミオイルそのものの薬効成分、ビタミンEなども含まれますが、セサミオイルの働きは薬効成分を経皮吸収（肌の内部へ浸透）させることを助ける働きがあります。

ストレスが多い方にはあえてオイルを使用せず、薬効成分を煮出したお茶のようなものや、メアミルク（ヤギのミルク）やヨーグルトの生乳のようなもの（ホエー）に薬効成分を混ぜてシロダーラを行うこともあります。日本のようにオイルのみを使用するのが必ずしも正しいとはいえません。

また、インドやスリランカなどのアーユルヴェーダの本場からオイルを輸入して使用する場合もあります。その際には、日本の薬事法に触れていないかのチェックも必要です。とくに雑貨品としてオイルが輸入されている場合は、日本の化粧品や薬品として使用できない成分が入っている可能性があります。

医師ではない方が、自分でオイルに薬効成分をブレンドするのも要注意です。よかれと思ってすることでも、日本の法律にふれたり、クライアントの健康を害したりすることもあります。生半可な知識でオイルを作るのはとても危険です。私自身、インドネシアでハーブを勉強し、ジャムゥ（ハーブ療法）を学び、ハーブボールなども作りましたが、趣味の範囲に留めています。手作りして自分に使用しても、クライアントへのトリートメントには使用しません。

インドネシア政府認定のスクールでは水溶性のオイルが使用され、バリの高級スパでも水溶性オイルを使用することで、お客様に快適なサービスを提供していました。

現地のスパのインストラクターに、普通のセサミオイルではなく、水溶性オイルを使用しているのはなぜかたずねると、トリートメントのあとにオイルのベタベタ感が残ると、お客様が気持ちよくないからと、至極もっともな答えをいただき、逆に驚きました。

それを参考に、協会では、トリートメント後の快適さと、効果を高めるために、水溶性のオイルを開発いたしました。

オイルに含まれるさまざまな薬効成分の一例です。

セサミオイル　↓　薬効成分を効果的に経皮吸収させる働きがあります。

プラチナ　↓　オイルの酸化臭を消すと同時に頭皮の皮脂の酸化臭も軽減します。

ヒアルロン酸　→　頭皮の保湿効果を高め、健康的な地肌を作ります。
フルボ酸　→　キレート効果が高く、デトックス効果を促します。
朝鮮人参　→　血流促進し、健康な地肌を作り、育毛効果を高めます。
ガゴメエキス　→　昆布エキスで、過剰な皮脂を抑え、ニキビを予防します。
アロマ　→　リラックス効果が期待できます。
白金　→　抗酸化作用を高めます。
西洋カミツレエキス　→　抗炎症効果を高めます。

その他、さまざまな薬効成分を入れたオイルを使用することで、シロダーラの効果を高めていきます。

ここでは協会のアクアオイルを一例として紹介いたしましたが、通常のセサミオイル、他社の水溶性オイル、メアミルク、ホエー、ハーブウォーターなど、シロダーラにはさまざまなものが利用できることを知っていただきたいと思います。

シロダーラトリートメントのストレスとして、通常のオイルで施術を受けると、その場でシャンプーしても、1週間くらい髪の毛がベタベタするといったことがよくあります。

実は、シロダーラのトリートメントを受けた際、一番多いクレームは「髪にベタベタ感が残る」ということなのです。しばらくの間ベタつくので、電車に乗ったり、仕事に行ったりするのが恥ずかしいということです。しかし、水溶性オイルを使用すると、シャンプーせずにドライヤーで乾かすだけで、普段どおりお帰りいただき、そのまま外出も可能です。お客様にとっては、お仕事など日常生活に全く支障をきたしません。

医師免許のある方などが、お客様に投じた薬効成分をセサミオイルに処方して行うシロダーラは、とてもよいものだと思います。しかし、必ずしも水溶性オイルを使用するのがシロダーラだとお伝えするものではありません。セサミオイル特有の粘度（とろみ）が好きな方も多く、日本人のイメージではシロダーラ＝セサミオイルと思っている方が多いのも事実です。トリートメントを受けられる方も、またサービスを提供される方も、参考にしていただけるとうれしいです。

デトックス

アーユルヴェーダのトリートメントメニューは、デトックス効果を促すものが多く、シロダーラもその一つです。

脳は身体のなかでも一番疲労している臓器です。その脳の老廃物を一番近くて大きな毛穴（頭皮の毛穴）からデトックスするといわれています。サウナで発汗してスッキリすることと同じです。

頭皮の毛穴は、経皮吸収もデトックスもしやすい場所で、最近では吸収がよいために、毛染めやシャンプー成分にこだわる方も増えています。私自身、アレルギー体質のため、ジアミンの入ったヘアカラーリング剤が使えないので、「ヘナ」を使用しています。ヘナはインドやスリランカでは子宮系統を浄化してくれるものとして、毛染めだけでなく、ヘナで身体に模様を描くヘナ・タトゥーとしても愛用されています。ヘナ・タトゥーは1～2週間で消えます。描く模様により、魔除けや縁起のよい装飾として、結婚式のときには、新郎新婦の手や足を装飾します。

毛根からは皮脂や汗も出やすく、そのために頭皮の匂いが気になる方もいるでしょう。いい換えると、頭の毛穴はデトックスしやすい場所だということなのです。

シロダーラの施術後の頭皮から流れたオイルは、人によって、同じ人でも日によって、また体調によっても色が変わります。無色のオイルに色がつくということは、頭皮や毛穴から不純物が排出されたと考えられます。シロダーラは、デトックスされたオイルをトリートメント後にすぐに見て確認できるので、お客様にとっても継続の必要性を実感していただけます。

また最近では、チャクラの色にもリンクしているのではとも伝えられています。チャクラとはサンスクリット語で「車輪」を意味し、尾てい骨から、頭頂部にかけて7個並んでいます。エネルギーポイント、あるいは急所ともいわれている場所です。チャクラは、5000年前のアーユルヴェーダではまだ取り上げられていませんでしたが、のちのちアーユルヴェーダが進化していくなかで誕生しました。チャクラは、尾てい骨から第1チャクラ、第2チャクラと数え、頭頂部が第7チャクラになります。

シロダーラは、第6チャクラと呼ばれる額の中央に存在する脳のツボにオイルを落とします。シロダーラを行って頭を伝ったオイルの色は、額に落としたオイルの色と明らかに違う色に変化しています。このことから、デトックスのオイルと体調とに何らかの関係があるのではと考えています。脳のツボといわれる第6チャクラは、全身に影響する大切なチャクラとして考えられています（チャクラについては3ページを参照）。

ボディートリートメントの時間は、長くするほど老廃物が出やすくなります。そのため、先に少しでもボディーやフット、上半身などのトリートメントをしたうえで、シロダーラをすると効果的です。

はじめてシロダーラのトリートメントを受けられた方は、デトックスしにくいこともあります。これは、はじめてサウナに入ってもなかなか汗をかけず、繰り返してサウナに入ることで、だんだんと汗が出るようになるのと同じことです。また、日ごろからよく汗をかく健康な方ほど、デトックスしやすくなります。

逆に、協会直営サロンには、医師からの紹介で、重い病気と闘っている方もストレスケアに来られますが、そんな方ほど、デトックスが難しい傾向にあります。デトックスが苦手な身体だからこそ、ストレスをうまく処理できず、大きな病因になっているのかもしれません。

自分でデトックスするのが難しい方こそ、ぜひ、日ごろからシロダーラのトリートメントを受けて、デトックスの習慣をつけていただきたいものです。

デトックスについてはまだまだ研究段階で、確かなことをお伝えできませんが、デトックスしていることは確実です。シロダーラを受けていただく方々が増えることで、もっとシロダーラが探求されるようになるでしょう。そして、デトックスオイルと体調の関係も解明されることになると思います。

シロダーラが唯一の脳のケアといわれるのはなぜか？　アロマも嗅覚から刺激して、脳に薬効成分の効果を届けます。瞑想は脳に心地よい脳波のシータ波を発生させ、周波数を変化させるという効果を上げます。ナスヤは鼻からオイルを入れて、涙や鼻水でデトックスできるといわれています。

ですが、シロダーラだけが、周波数を発生させながら、薬効成分を入れ、デトックスを促すことができる、「パーフェクトなトリートメント」なのです。

シロダーラの効果

まだまだある「シロダーラ効果」

ここまで、シロダーラがなぜ必要かということや、理論などもお伝えしてきて、シロダーラが脳のトリートメントであることや、瞑想とも関係が深いことがわかってきました。脳は全身に影響を及ぼします。脳が元気でいてくれると、睡眠の質もよくなり、身体のメンテナンスがスムーズに行われます。睡眠負債という言葉が流行しましたが、うまく睡眠がとれない方にはとてもよい効果を発揮します。

ここでは、実際に直営サロンや協会認定サロンに届いた報告をもとにご紹介していきましょう。

第一章のエピソードでご紹介したように、眠りが浅い、寝つきが悪い、そういった方がよくサロンに来られます。なかには睡眠導入剤を長年服用し、薬にも慣れていくために、どんどん強い薬に頼っていると聞きます。そんな方でも、シロダーラを受けると、眠りの質が変わってきて、朝までぐっすり眠れるようになったとよく聞きます。うまくいった方は睡眠導入剤から卒業されています。

パソコンなどによる眼精疲労にも効果的です。眼精疲労から顔面神経通になる方もいます。ご本人にとっては、顔の神経がぴくぴく痙攣《けいれん》するのは気持ちよいものではありません。しかし、何度かシロダーラを受けていただくと、痙攣がおさまる方がいらっしゃいます。

眼精疲労から、視力が落ちたり、老眼が進む方も多く、そんな方に定期的にシロダーラを受けていただくと、目がよく見えるようになった、老眼の進行が止まっている、などと聞きます。とくに、シロダーラのトリートメントを受けたあとは視神経がリラックスするのか、目元が軽く感じる方がたいへん多くいらっしゃいます。視界がクリアになり、明るく見えたり、景色がはっきり見えたりして、サロンに来るときにかけていたメガネが合わないと感じる方もいらっしゃいます。視力に対する効果は、わりと早く感じる方が多くいらっしゃいます。第1章のエピソードにご紹介したように、夜盲症がたった1回のシロダーラで効果を発揮したのも驚きです。

頭痛もちの方にもよく効きます。私自身が実は重度の頭痛もちで、長年頭痛に苦しみました。市販の鎮痛剤では全く効かず、頭痛外来にいき、毎月鎮痛剤をいただいていました。とても強い鎮痛剤のため、一度にたくさんは出していただけません。約1週間分の薬を、どうしても我慢できないときに飲むのですが、毎週いただかないと、日常生活を過ごせないほどひんぱんに頭痛が起きていました。この薬は痛みに対して効果を発揮するのですが、同時に副作用としてなんともいえない倦怠感に襲われます。痛いよりはましかと思って服用していました。

そのうち、シロダーラを受けるようになったところ、最初、好転反応のように頭痛が起きるときもありました。ですが、定期的にシロダーラを受けているうちに、だんだんと頭痛の頻度が減りました。最近では、半年に1度くらいにくる頭痛も、市販薬が十分に効果を発揮してくれます。

何年も通っていた頭痛外来から卒業でき、副作用から解放されたことは私にとって、日常生活が激変したといっても過言ではありません。いつくるかわからない頭痛におびえ、保険のように強い薬を持たないと外出もできなかったのですが、毎月、病院に行く時間からも解放され、健康的に過ごせる毎日に感謝しています。私以外にも、頭痛で悩む多くの方が、楽になったと喜んでいらっしゃいます。

頭痛だけでなく、別の痛みから解放される方も多くいます。腰痛、胸、背中の痛み、膝の痛みなど、身体のどこというわけでなく、痛かったところが楽になっています。脳の神経を休ませることで、過敏に反応する痛みがやわらぐのかもしれません。肩こりや筋肉の緊張も緩んでくれます。何をやっても肩こりが解消されなかったのに、シロダーラでとても楽になったと、よくいっていただきます。

脳をケアすることで、自律神経やホルモンバランスが調整されていきます。そのため、長年服用していた抗うつ剤が軽いお薬に変化した方や、更年期障害特有の不快感が楽になられた方もいます。生理不順が改善されることもあり、協会員のなかには不妊に対してのケアとして取り入れているところもあります。

第1章の5番目に紹介したように、鼻炎やアレルギーなどの症状が改善される方もいます。免疫力が上がるからかもしれません。免疫力でいえば、第1章でご紹介したがんを患った方々が改善されていくのも、免疫力が大きく影響していると思います。

シロダーラを受けたあと、ひんぱんにトイレに行きたくなる方もいらっしゃいます。通常より、尿や排便の回数が増えて、その後身体のむくみが改善され、楽になる方もいます。これはシロダーラにより、デトックス効果が促されている証《あかし》です。

さらに、協会員さんから、多動性のお子様に、シロダーラをすることで、行動に落ち着きが出てきたと報告をいただきました。とくに睡眠が変わり、夜中に何度も起きてしまうのが、ぐっすり眠れるようになるため、お子様からシロダーラをしてほしいとリクエストされるそうです。お子様にとっても、朝が快適に目覚めるのは気持ちがよいことでしょう。第1章の6番目に紹介したように、お子様の反応は大人よりも素直に出るのかもしれません。

受験勉強に利用された方もいらっしゃいます。試験近くになるとシロダーラをリクエストされていたお子様は、第1志望の大学に見事合格したそうです。もちろんご自身の努力によるものであることは疑いありません。しかし、シロダーラによって勉強しやすい脳環境が整えられたことも、合格のあと押しなったと思っています。

このように、記憶力や頭の処理能力、ひらめきにも効果を感じる方が多く、会社の社長で、仕事の効率を上げるためにシロダーラを受ける方もいます。忙しすぎて、仕事が煮詰まり、なかなか前に進めないようなときに、シロダーラを受けたところ、アイデアが次々に湧いてきて、1日で1週間分くらいの仕事ができたという報告もいただきました。もちろん、脳の働きということでは、先に述べたように、認知症にも効果があるとされています。

シロダーラで心が変わる!?

心の変化もシロダーラで体感される方も多くいます。サロンに来る直前に、お子様と大げんかをし、イライラしながらシロダーラを受けられたのですが、終わったとたん、やさしいお母さんに戻り、なぜあんなに怒っていたのか不思議に思うといった方がいました。ほかにも、シロダーラをすると、人間らしい穏やかな感情に満たされるとよくいわれます。セラピストはときおり、お客様からいろいろなご相談を受けますが、セラピストが何かアドバイスをするよりも、シロダーラをすることで、お客様ご自身が最高の答えを出されることがよくあります。

ダーリストの1人が面白いことをいっていました。「人を刺そうと思う前に、シロダーラ！　この手に持っているナイフは何？　ってなるはず！」

ここまで極端なお客様はサロンに来られないと思いますが、このダーリストがいうことは的を得ていると思います。毎日のように犯罪が多く報道され、精神科で治療を受けているとか、家庭環境がよくなかったとか聞きます。できれば、精神的治療の一つとして、また、家庭では人間らしい感情を呼び覚ますために、家族全員でシロダーラを受けていただきたいと思います。

シロダーラを受けることで、顔のくすみが減り、透明感がアップし、肌が白く感じる方が多くいることも一章でご紹介しました。目元が大きくなり、しわも伸びたように感じられます。しわに関しては、月に2回くらい1年以上継続的にシロダーラを受けられる方です。たった1回の効果ではありません。

そのほか、白髪予防や、抜け毛にも効果的といわれます。男女問わず、美容的効果が出るのもうれしいものです。

シロダーラと瞑想

ヨガの先生たちもよくシロダーラを受けられます。ヨガは呼吸法とともに、身体を柔軟にし、瞑想を取り入れ、健康的な身体づくりをしていきます。

ヨガの先生がおっしゃっていたのですが、そのなかでも、瞑想を教えるのが一番難しいとか。ポージングや呼吸法は比較的誘導が可能なのですが、瞑想となると、その人の精神状態までは見えないため、できているのかどうかも確認できません。また先生自身が瞑想をちゃんとできているのか自信がなく、自分の先生から教わったとおりに、瞑想を教えていたそうです。そんなときにシロダーラを受けられ、まさしくこの感覚が瞑想だと体感されたといわれました。そこからは、自分自身でも瞑想がやりやすくなったそうです。

そのために、シロダーラをヨガの授業に組み合わせて、体感させているとのことです。

昔、自転車に乗れなかった子どものときに、父親に手伝ってもらって自転車の乗り方を学んだ人は多いでしょう。理屈で学ぶより、体感して学んでいくうちに、ふとコツをつかんで、自転車に乗れるようになります。そこからは簡単に自転車に乗れます。

このように瞑想も、コツをつかむ手段として、シロダーラは利用しやすいでしょう。

また、瞑想も自分のコンディションが悪いと、なかなか難しいものです。そんなとき、人の手によってシロダーラを受けることで瞑想状態へと導いてくれるのは、たいへんありがたいものです。

シロダーラの施術をしていると、面白いことがあります。お客様は寝息をたてていて、時にはいびきをかいて、寝ているようにしか見えないのですが、トリートメントが終わって感想を聞くと、ずっと起きていたとおっしゃいます。これはお客様がうそをついているわけではありません。まさしく瞑想の状態、「身体は寝ていて、意識は起きている」という定義にあてはまるのです。なので、シロダーラはお客様が寝ているようだからといって、手を抜ける技術ではありません。しっかりと快適なシロダーラを最後までできるように、見守りが必要なトリートメントです。

シロダーラがうまくできているときの身体の変化が呼吸です。瞑想状態のように、自然と腹式呼吸に変わります。日ごろからストレスが溜まり、呼吸が浅くなっている方も、シロダーラ中は深い呼吸に変わっていきます。その呼吸の変化を見るのも、ダーリストの楽しみの一つです。

通常のフルボディートリートメントでは、体力のない方にはオーバートリートメントの心配があります。シロダーラのありがたいところは、体力のない方にも受けていただけることです。

このように、シロダーラはさまざまな効果を発揮します。睡眠の質がよくなるため、疲労回復やストレス軽減は早く効果を感じる方が多いでしょう。できることなら、「一度は受けてみたいシロダーラ」ではなく、脳を使う現代人にとって、日ごろのケアとして習慣化して受けていただきたいと思います。まさしく、アーユルヴェーダならではの健康的な生活と、ＷＨＯ世界保健機関が推奨する、予防医学的な活用法だと確信します。

シロダーラを受けてはいけない人

ここまで述べると、なんでも効果を発揮しそうなシロダーラですが、実際に誰にでもできるのでしょうか？

禁忌事項としては、意識もうろうとしている人、てんかんの方にはできないとされています。当然、意識もうろうとしている人にすることは考えられませんが、ありうるのは、お酒を飲んだ方などにもおすすめできません。スパのような施設で、宿泊してシロダーラを受ける際に、夕食でお酒を召しあがったあとに、シロダーラのご予約をとられる方もいるかもしれません。シロダーラを受けられると、普段よりお酒がまわる可能性があり、危険です。これは普通のトリートメントと同じですが、お酒を召し上がってのトリートメントは避けましょう。

よく、妊婦さんについてもご質問をいただきます。こちらも通常はお医者様にご相談していただくこと、安定期じゃない時や、臨月の時はお医者様に相談するまでもなく、やめたほうがよいでしょう。安定期に入っているなら、妊婦さんのストレス解消や免疫力アップにもつながり、風邪予防や、頭痛予防にも効果的なので、医師の指導のもとで行ってください。

大きな病気も同じです。シロダーラの効果があまりにも素晴らしいので、なんにでも効くといいたいところですが、やはり現在、医師の治療を受けていれば、そちらを最優先にするか、医師と相談したうえで行うようにしなければいけません。まだ医師にかかっていなくても、明らかに重篤な病気を抱えているようであれば、まず医師の診断をおすすめします。

セラピストに治療はできません。あくまでもストレスを軽減するお手伝いとして関わり、できることなら医師と連携して行うのが望ましいでしょう。てんかんについては脳の疾患になり、脳のケアであるシロダーラがどのように作用するかわかりません。とても危険を伴いますので、安易にシロダーラをするのはやめましょう。

シロダーラは脳に対するトリートメントです。普段から脳に対するケアをしている方はほとんどいません。はじめてのシロダーラは身体がびっくりする反応を示すこともあります。これはどんなケアも同じですが、お店の雰囲気やセラピストの手の相性なども、はじめてのときはチェックします。とくに珍しいシロダーラについては1回の体験で答えを出すのではなく、できれば3~5回くらい継続して、身体や睡眠の質に変化はないかを確認してから、答えを出していただきたいと思います。

なかには好転反応が出る場合もあります。1度で結果を急がず、何度か受けてみましょう。とくにトリートメントに懐疑的な方は、身体の緊張がとれないために、なかなかよい結果へと導きにくいこともあります。まわりからのすすめであっても、トリートメントを受けようと思ったのであれば、できるかぎりセラピストを信用して身をゆだねたほうがよい結果が出やすくなります。

笑い話のようですが、日本の男性は気持ちよいと感じることを、恥ずかしいと感じるのでしょうか？　ずっと身構えて、シロダーラ中も緊張されている方がいます。そのような男性こそ、普段のストレスをシロダーラで洗い流していただきたいと思います。

インドやスリランカでは男性も女性と同じようにお気に入りのサロンがあり、日常的にトリートメントを受けます。男性セラピストもたくさんいます。日本も予防医学として、男性のセラピストとしての参画と、男性自身がもっとトリートメントを受ける環境ができればと、心底願います。

シロダーラは男性にとっても、ストレス解消と抜け毛予防に、最高のトリートメントではないでしょうか。当協会では、ありがたいことに、女性だけでなく、男性も技術を学びに来られます。

シロダーラの効果はあげればきりがないほどたくさんあります。人それぞれに効果が違います。病気になってから治療するのではなく、病気にならない身体を作っていきたいものです。どんどんと、予防医学の考えが日本に浸透していくとよいですね。

第四章

「本物」のシロダーラを求めて

インドを超えた!?　究極のシロダーラ

インドネシアで学んだシロダーラ

失意のなかではじめた仕事が人生を変えた

私は、セラピストになる前はパソコン関係の仕事についていました。美容や健康とはほど遠く、環境ストレスに囲まれた生活を送っていました。あるとき、大きな事故で家族を失い、精神的なストレスからうつ病にもなりました。そんななか、友人が私を癒やすために、エステティックの予約を入れてくれたのです。担当してくださった先生は、友人から事情を聞いていたのか、時間が余ってつらいだろうから、美容や健康のお勉強でもしてみては、と声をかけてくれたのでした。

こうしてひょんなことから、この世界に入りました。最初は悲しみを打ち消すために先生について猛勉強し、紹介された学校にも行きました。その後、自宅の一室に小さなサロンを設け、コツコツとトリートメントをさせていただくようになりました。

2年目くらいから口コミも増え、お陰様でご予約もたくさんいただくようになりました。そうすると、当然のことながら、お客様からさまざまなお悩みをうかがいます。フェイシャルサロンでしたので、お顔のことが多いのですが、たとえ同じお悩みでも、同じ年齢の方に、同じ化粧品を使い、同じ技術でトリートメントしても結果が違います。

その方のもっている体質が違うのですから、本来はお顔だけではなく、身体からのトリートメントをさせていただくほうがよいのではないかと考えるようになりました。もともとパソコンなどの仕事でデータ処理などをしていたので、感覚的なものでは動けません。さっそく、お客様にアンケートをして、どこのボディートリートメントがよいかを聞きました。すると、「バリ島」「バリニーズ」などの「バリ」というキーワードが浮かび上がってきました。その次に、ハワイのロミロミや、スウェーデン式マッサージなどが上がってきました。

「バリ島」に行けば何が学べるかもしれないと思った私は、サロンを改装工事して長期の休みをいただくことにして、バリ島に渡りました。そこにはインドネシア政府のライセンスが修得できる、プロ向けの学校があったのです。

学校では、さまざまなトリートメントの技術を学びました。それがアーユルヴェーダだったのです。アーユルヴェーダを学ぼうとバリ島に渡ったわけではなかったのですが、気がつけばアーユルヴェーダを学んでいたということになります。

シロダーラ、アヴィヤンガ、クリームバス、ホットストーン、ハーブボール、などなど多くの技術を学びました。そして技術とは別に、トリートメントに使用する材料を作ったり、採取することも学びました。実際に植物園に行って、どのようにハーブが生えているか、また、市場に行ってスパイスやハーブが売られている様子を見学し、ホットストーンの石を海岸に採取しに行くなどの体験をしていくなかで、トリートメントが自然とともにあることを学びました。

アーユルヴェーダの魅力にとりつかれて

お客様とセラピストの関係や、さまざまなトリートメントの技術、アーユルヴェーダ的精神などは、私にとって、とても刺激的で奥深く、一気にアーユルヴェーダの魅力にとりつかれました。ひと通りの技術や知識をもって帰国したときは、お客様にさらに喜んでいただけるのではと、ワクワクしていたことを思い出します。

想像どおり、アーユルヴェーダの技術はお客様にも評判がよく、オーダーをいただくのですが、シロダーラはご予約はいただくものの、そのあとになかなかつながりません。「シロダーラは何によいの？」とのお客様にご質問にうまく答えることができなかったのです。

自分自身、たくさん学んできたと思ったのですが、まだまだ底が浅いことに気づかされました。そこで、日本にいながら、アーユルヴェーダ関連やシロダーラ関連のセミナーを見つけてはどんどん参加し、いろいろな資料を読みあさりました。しかし、アーユルヴェーダの書物は多いのですが、シロダーラに関するものはありません。そこで、インドやスリランカ、日本のアーユルヴェーダの先生の講義を聞いて、シロダーラの知識を深めていきました。

学んでいるうちに、施術の方法にはたくさんの説があること、アーユルヴェーダ自体、まだまだ研究が進んでいること、世界最古といわれながら、最近発見したと思われることがすでに、アーユルヴェーダの文献に書かれていて、最先端の医学にも通じることがわかってきました。その一方で、シロダーラの理解が深まると同時に、施術の効果も上がりはじめていました。

難しい設備でドキドキしながらトリートメントを提供するより、シロダーラの理論を外さずに、もっと快適にシロダーラをできないものかと設備の開発にも取り組みました。最初のころは自分で作ってみて、頭の大きさなど、いろいろな角度で計測しました。このあたりもデータ分析が好きだったことが、役に立ったのかもしれません。

そうして、設備を発明するに至り、特許を取得し、協会も発足しました。協会で学んだ方を「ダーリスト®」と商標登録もし、たくさんのダーリストを誕生させようと、がんばってきました。

そんな努力を続けていくと、当然、もっともっとアーユルヴェーダに詳しい方からご質問をいただくようになります。トリートメントについてもマニアックなご質問をいただきます。適当に答えることができない私は、アーユルヴェーダの奥深さに、自信をなくしていきました。わからないことがあると、一生懸命調べる。やっとわかったと喜ぶのもつかの間で、さらにわからないことが見えてくる。私には、アーユルヴェーダを理解するのは無理ではないかと、あきらめのような気持ちになりました。

いたってまじめな性格で、感覚的に理解して動くような器用さがありません。わからないまま行うことの怖さ、お客様への信頼、などを考えると、もうダーリストとしても続けられないのではと思うようにもなりました。

インドのアーユルヴェーダ大学の総長より学んだアーユルヴェーダの心

アーユルヴェーダに対して自信を失いかけていたときに、ご実家がアーユルヴェーダの製薬会社であるという、ネパール人に出会いました。彼はたまたま、私が展示会に出していたブースに、情報取集のため立ち寄ってくれたのでした。

彼は日本の東大も出ていて、ゲノム解析について研究をしていたそうです。現在は日本の美容機器メーカーに就職しながら、何か国語も話せるので、インドなどの要人が来ると対応を託されていました。とても優秀な彼は、私の活動にも興味をもってくれました。

あるとき、インドのアーユルヴェーダ大学の総長が来られて、武道館で記念講演をされることになり、彼が対応することになりました。講演のチケットが手に入らなかった私は、彼に入手をお願いしましたが、講演のチケットは入手できないが、どこかで会えないかお願いしてくださることになりました。

彼の親切に感謝する一方で、自信を失いかけていた私にそのような機会をいただいても、かえって申しわけないのではと、そんな気持ちもありました。

そして、実際に総長とお会いすることになったのです。2人の秘書のような方を連れて現れた総長は、立派なひげをたくわえ、真っ白な民族衣装を着ていました。存在そのものが大きく感じられる方でした。

私は素直に気持ちを伝えました。「アーユルヴェーダが大好きで、とくにシロダーラはトリートメントとしても素晴らしいと考えています。ですが、あまりに奥が深くて、とうてい私が太刀打ちできるものではないと思います。このような状況をどうすればよいのでしょうか？」と。

総長の答えは意外なものでした。「大丈夫！　僕もアーユルヴェーダのことはわからないよ！」私は思わず、そんなことはありえない！　と関西人のノリのようにつっこんでしまいました。

総長は笑いながら、「僕も5000年、生きていないからね。一生かけてもわからないよ。アーユルヴェーダは進化し続けているしね。でもわからなくてよいんだよ。わからないからこそ勉強ができる。インドのことわざに、賢者は自分がわからないことを知っているとあるんだ。だから、わからないと感じる君の勉強は間違っていない。これからもずっと勉強を続けなさい」と励ましてくれました。

このときの言葉は私の一生の宝となりました。いつもわからない自分に落ち込み、悩んできたのですが、このままでよい！　わからなければまた調べればよいのだと、背中を押していただきました。そして、今の自分があります。

私よりもはるかに知っている総長の謙虚な姿に、求められもせずに自分の知識をひけらかすような恥ずかしいことはやめよう。求められたら、自分の知っているかぎり一生懸命お伝えしよう。

生徒さんたちといっしょに悩み、いっしょに成長し、自分以上に成長していく生徒さんを誇りに思おうと、私の講師としての覚悟もできた瞬間でした。この出会いを作ってくれた、ネパールの友人に心から感謝しています。

バリ島への海外研修

今、協会員のなかには、熱心にアーユルヴェーダの勉強をされる方が増えてきています。会員さんからも、海外で学びたいと意見が出てきました。私は恩返しのつもりもあり、自分が最初にアーユルヴェーダに出会ったバリ島を研修先に決めました。

ありがたいことに、同じ奈良に住む方で、うちのスタッフとも懇意にしている女性で、バリ島を行ったり来たりしながら、たくさんの旅行の手配をされている方がいました。バリに関しては、現地の人よりも詳しいということでした。

しかし、いざバリ島へ研修行くとなると、会員さんたちは皆様、サロンのオーナーなどの大切な方々です。なかなかとれないお休みの貴重な日程のなか、学びと楽しみを盛り込み、絶対事故のないようにプランを組まなければいけません。そんな私のリクエストを、その女性がみごとにかなえてくれました。

映画「アバター」の舞台イメージのモデルになったといわれる、緑の深いジャングルのなかでの早朝ヨガ。国営ホテルの広大な敷地にあるジャングルに、そのヨガスタジオはあります。まず、スタジオまで行くのにも時間がかかりますが、近くを流れる川の音と、鳥たちの声、ジャングルのなかを吹く風の心地よいこと！　このようなロケーションでするヨガは、初心者にとっても最高に気持ちよいヨガとなりました。アーユルヴェーダならヨガもやりたいという気持ちをみごとに達成できました。

続いては、せっかくなのだから、全員でシロダーラ現地体験。シロダーラについてセラピストにいくつか質問をすると、詳しいことはわからず、やり方しか学んでいないそうです。すでに、いろいろなことを学んできたダーリストたちは、自分たちの勉強がかなり高度であることを感じたと思います。現地の雰囲気もよく、広々としたスパで受けるシロダーラはとてもぜいたくで、バリの空気もトリートメントの一つであることを学びました。

そして、現地の学校でのクリームバスの技術講習や、ジャムゥというバリ島ならではのアーユルヴェーダのハーブ療法（ハーブやフルーツ、花などを使ってトリートメント粧材を作る）を学びました。

光栄なことに、バリ王室のマンデラ恵子王妃により、ランチタイムを接待していただき、日本語でバリの文化をレクチャーしてくださいました。最後には記念撮影まで快くしてくださいました。

3泊4日のツアーでしたが、非常に中身の濃い研修となりました。日本を出発するときには、4日も仕事を休むのはつらいといっていたのに、帰るときにはもっと長いツアーを組んで欲しかったという感想も耳にしました。今回のツアーは楽しいものになったと私も安心しました。

技術や知識だけでなく、現地の空気も含めて、全身でアーユルヴェーダを学び、感じ取ることができたと思います。施術者である協会員が得たことは、その後のトリートメントにもきっとよい影響を及ぼしたに違いありません。

スリランカでふれたアーユルヴェーダ文化

アーユルヴェーダ文化を学ぶ

私がアーユルヴェーダと最初に出会ったのはバリ島でしたが、日本に帰ってからはさまざまな先生よりアーユルヴェーダを学びました。アーユルヴェーダが誕生したといわれるインドの先生や、日本人でインドのアーユルヴェーダー・ドクターのライセンスを取得した先生、日本でアーユルヴェーダを研究している先生、スリランカのドクターなど、それぞれの先生のご講義はどれも勉強になります。

そのなかでもある先生が、興味深い講義をされていました。

「インド人やスリランカ人でないとアーユルヴェーダは理解できないのか?」

とても気になるところです。日本ではアーユルヴェーダはまだ、ご存知ない方も多く、説明するのも難しいのが現状です。

その先生のご講義は、文化としてのアーユルヴェーダはやはり、現地のなかにある、というものでした。ですが、アーユルヴェーダは直訳すれば、生命哲学です。命があるところでは、どこでもアーユルヴェーダが通用し、その土地その風土のアーユルヴェーダがあってよいのだと教えてくれました。確かに、日本の伝統文化であるお茶のおもてなしというのは、今では日本人でもたしなんでいる人は少ないですが、文化として残っています。海外に行けば、茶釜もなく、その土地にある形でお茶も変化しています。このように、文化としてのアーユルヴェーダと、健康のために実用化されるアーユルヴェーダは少し違うのかもしれません。

アーユルヴェーダの文化に触れたいと願っていたところ、スリランカと日本の懸け橋になろうとしているチームに出会いました。そのなかには、なんとスリランカ王室の方もいらっしゃいました。王族の方が、直接、スリランカの現地を案内してくださるご縁をいただき、初のスリランカ訪問をすることができました。

王族の方の案内のため、観光客では入れないところまで連れて行っていただきました。世界遺産になっている観光地も案内していただきましたが、なんといっても、私の目的はアーユルヴェーダの文化に触れることです。そのなかで、スリランカでもナンバー2といわれる病院に案内していただきました。そこは舗装もされていない道を何時間も揺られ、ようやく日も暮れようかというころに到着しました。

激痛を一瞬で消した「謎《なぞ》の薬」

診察室には理科の教室にあるような人体模型が置かれ、壁にはいろいろな医学的なポスターが貼られています。ドクターは、箱のなかに枝のようなものがたくさん入っているものを持ってきて、その一つを私に手渡してくれました。彼は、これは人の骨ですと説明してくれました。

この病院は骨の治療を得意としているそうです。骨折し、手術でボルトなどを骨に埋め込まれた方が、この病院でボルトを外して、アーユルヴェーダの療法で骨を再生させるそうです。にわかには信じられない話ですが、入院病棟にはたくさんの方が入院されていてます。レントゲン写真を見せてもらうと、はっきりと骨折しているのがわかります。そして、ちゃんと骨がくっついている写真も見せてもらいました。日本の治療ではありえない方法で治しているのです。

この病院は先祖代々、治療家として続いているそうで、単なるアーユルヴェーダではないといっていました。先祖から伝わる書物も見せてもらいました。木の皮のようなものに小さな字で、薬や治療法が書かれています。その書物には、どんな治療法も書かれているそうです。また、蛇の形に彫刻された大きな杖《つえ》も見せてくれました。

その杖をもって山の中に入ると、危険な動物から身を守ってくれるというのです。その杖が発する薬効成分が、危険な動物を寄せつけないそうです。

病院の敷地内にはさまざまなハーブも植えられていました。けれど、先生のありがたい話を、私は聞ける状態ではありませんでした。実はその日の昼ごろから熱が出て体調が悪くなり、胃が痛くて話に集中できませんでした。

先生が講義のあと、質問はないですか？　と聞いてくださったときに、すぐに「胃が痛いです」と相談しました。

すると、先生は薬を用意してくれました。カレースプーンに仁丹のような小さな黒い粒を5つほど入れて、その上に、何かの果汁を絞り、飲むように指示されました。

それはレモンどころではない酸っぱさで、飲んだことを確認するとまた、果汁を絞るのです。スプーンに3杯ほど飲まされ、お腹をさすって、先生はその場を立ち去りました。

1分ほどたったでしょうか。ものすごい激痛がはしり、私は床に突っ伏しました。まわりの方も心配して、すぐにドクターを呼びに行きましたが、ドクターは大丈夫だからといっていています。私は日本に帰れないのではという不安と、胃の痛みに苦しみました。10分くらい悶えていたでしょうか。急に驚くほど、胃の痛みが消えたのです。さっきまでの痛みがうそのように、全く何も感じないのです。

実はスリランカについてから、スパイシーなカレーのおかげで、2日間ほど胃薬にお世話になり、ずっと胃がもやもやしていたのです。しかし、きれいさっぱり何もなかったかのように、胃が痛くないのです。

恐るべし、アーユルヴェーダです！　いったいなんの薬を飲んだのでしょうか？　詳しいことを聞こうにも、もう先生はどこかに行かれてしまい、それ以上質問することができませんでした。これはまた、勉強に来なければと思いながら、その病院をあとにしました。

いっしょにきた日本チームはアーユルヴェーダの施設に案内するといっていたので、スパをイメージしていました。これがアーユルヴェーダ？　と話していましたが、私にとっては体調がよければ、その病院に滞在したいくらいの気持ちになりました。

現地で受けたトリートメントのフルコース

翌日は、皆様がイメージされるようなスパにも案内していただきました。胃の痛みがすっかりよくなった私も、スパを楽しみました。メニューはアーユルヴェーダ・ドクターによるカウンセリングで決めていきます。

フルボディートリートメント、シロダーラ、スチームハーブがあると説明してくれました。フルボディートリートメントは第2章でご説明した、アヴィヤンガです。全身をオイルでくまなくマッサージします。スチームハーブはスウェダナです。ハーブのサウナのようなものです。

セラピストでもある私は、すべて気になるので、フルコースでお願いしました。オイルマッサージはペーパーショーツ1枚になり、たっぷりのオイルで全身をマッサージしてくれます。とても気持ちよいマッサージでした。

ヘッドマッサージを受けたあと、いよいよシロダーラです。すると、びっくりするほど熱いオイルが落ちてきました。私が熱いというと、今度は冷たいオイルになります。冷たいというと、また熱いといったような感じで、なかなか温度が定まりません。

ようやく心地よい温度になり、シロダーラを楽しむことができました。終わったあとに、シロダーラにはどんな効果があるのですか？　とわざと質問してみました。セラピストは、ストレスを軽減し、神経系統によく効く。目の疲れ、頭痛、肩こりにもよい。脳のケアである。認知症にもよいと教えてくれました。このあたりは私の認識と間違ってはいませんでした。

最後に入ったスチームバス（スウェダナ）も発汗療法でとても気持ちよかったです。足元にはハーブが敷きつめられ、屋根からはハーブの蒸気が降り注いでいます。とても暑いスリランカでも発汗療法としてスチームバスは人気のようです。

最後に、本来はシロダーラのあとはシャンプーをしないほうがよいのですが、シャンプーをしますか？　と聞かれました。本当は洗いたくないのですが、まだこのあと、車で移動するため、車のシートを汚さないためにもシャンプーをさせていただきました。

こちらのスパの入り口には、ダンヴァンタリの神様が入り口に祭られていました。日本でいうところの薬師《やくし》如来《にょらい》です。手に薬つぼをもって、皆様を健康にする神様です。少し、アーユルヴェーダの文化にふれた2日間でした。

日本人の私が考えるシロダーラ

日本人の〝感性〟をオイルに生かす

スリランカやバリ島で体験したシロダーラも、どれも素晴らしいものでした。ですが、日本人にすぐに受け入れられるかというとどうでしょうか？　海外に行くと、海外のよさも感じますが、日本のよさも感じます。日本人は繊細でとてもきれい好きだと思います。とくにスパやトリートメントのサロン内ではきれいな環境を望みます。タオルやシーツなどのリネン類も、できれば洗いたてのものが好きでしょう。

けれど、海外ではそれが約束されません。ホテルのスパに行ったとき、ベッドにうつ伏せに寝るように言われましたが、その顔のところに敷かれているタオルは日本では確実に雑巾《ぞうきん》になっているレベルです。

また違う高級なスパでも、トリートメントのあとに、この布を巻いてくださいと美しい柄の布を持ってきてくれたのですが、洗濯はされているものの、まだベトベトと油が残っていました。「どうぞ履いてください」と差し出されるビーチサンダルは、誰が履いていたのかもわからない感じです。ほとんどが素晴らしいトリートメントなのですが、少し残念と思うのも事実です。

私は日本人の衛生観念でシロダーラもできたらと思っています。本当はシロダーラのあとにシャンプーもしたくない。でも、ベトベトの頭で帰れない……。そんな思いを改善するべく、水溶性オイルを開発しました。もちろん、こだわりの美容成分や薬効を、薬剤師とともに考えました。

これがとても苦労したのです。私が作った水溶性オイルは2種類、ヘッド（シロダーラ）用、スキン（肌用）です。この2つはテクスチャーが違います。ヘッド用はストレスが高い方にも粘度を出さず、サラサラのテクスチャーにしたい。でも頭のマッサージに使用するので、指通りがよく、髪の毛を引っ張らないようにマッサージをしたい。終わったあとも、ベトベト感を残したくない。

一方、スキンは顔や身体のマッサージに使用するので、筋肉をとらえるような粘度が必要。しかも、マッサージの時間を一番長くとりたいので、その間に肌もきれいになる成分を入れたい。そのような私のわがままで、なかなか製品化できませんでした。

ジェルのようなものになったり、化粧水のようなものになったりするのです。何度も工場からサンプルが送られてくるのですが、納得のいかない私は工場に返品を繰り返し、工場からも最後のほうにはもう作れないかもしれないといわれました。私はもう近いところまできているので、あきらめないでと何度もお願いし、薬剤師と工場の努力のお蔭で、ようやく納得のいくオイルができました。シャンプーをしなくてもよい、シロダーラに欠かせない、素晴らしいオイルができたと自負しています。

風土に合わせ、効果を変えない設備開発

そして、オイルとともに必要なのが設備です。日本のサロンは海外のように広いお部屋は少ないでしょう。海外では12畳くらいのお部屋にベッド1台も普通です。その横にはお花を浮かべたお風呂も用意されていたりします。ですが、日本ではシャワールーム完備の所も少なく、施術ルーム自体が狭い状況で、大きな設備を置くのはとてもたいへんです。シロダーラ以外の施術をするときは邪魔でしかありません。そうなると、シロダーラのご予約が入ると、セラピストにとっては準備がたいへんになります。

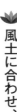

そこで、ベッドまわりだけで完結する設備を作ろうと考えました。もともとは、吊り下げタイプのシロダーラの設備を使用していましたが、操作性が難しく、技術を習得できるスタッフも少なく、困っていました。本来は素晴らしいシロダーラを安定的に提供できないことに、ジレンマを感じていました。そこで、シロダーラの理論を損ねない設備を開発しようと、自ら設計図を作り、ホームセンターで木をカットしてもらい、作ったのが第1号のシロダーラの簡易設備でした。シロダーラを愛するあまりできた、わが子のように愛着のある設備です。日本シロダーラ協会では実際に効果効能を重視した手法を簡単に提供できる「田畑優美子式シロダーラ設備」を開発し、特許も取得（特許第5945216号）しました。

お客様の頭の上に設置し、安定性があり、操作性がよく、使わないときは折りたためるものが、頭のなかで組み立てられていきました。そのイメージをスケッチし、実際に木を買ってきて組み立ててみると、想像以上の仕上がりになり、とても使いやすくなりました。

一番の悩みどころは流れたオイルをどう受けるかということでした。

私が介護士の資格をとり、ベッドの上で、障がい者や高齢者の洗髪をしたときに、ケリーパッドというビニール製の大きなシーツを使いました。その原理を生かして、たたみ方を工夫することでシーツを配管のようにし、ベッドの下のバケツへとオイルを誘導することに成功しました。

苦労して作った設備で特許も取得できたことはとてもうれしかったです。いろいろな試作品を作ったので、すべてに当てはまるような特許を申請しました。これらは、シロダーラ協会のみで販売している設備です。最初の試作品は私が組み立てましたが、今では社会貢献も考え、受刑者の工場に依頼して作っていただいています。

このように、オイルと設備、排水の問題をすべて解決し、手軽に衛生的なシロダーラを行えるようになりました。これにより、今まで、シロダーラをあきらめていたサロンや治療家の方々にも取り扱っていただけるようになりました。

現在では、クリニック、美容院、エステティックサロン、鍼灸院、整体院、介護士、看護師、またはプロの方々ではありませんが、家族のために使用されている方と、さまざまな方に取り扱っていただいております。

協会でシロダーラを修得した方をダーリストとして、活動を応援しています。シロダーラに関する設備や商材、資料などは、今後も研鑽と改善を行っていきます。

ダーリストたちの活躍

シロダーラは手が離せない、「見守りのトリートメント」です。シロダーラを導入しようと考えられるプロのセラピストの方は、簡単そうだからというより、お客様の健康に心から貢献したいと考える方が多くいらっしゃいます。皆様最初は、想像よりも難しく、オイルの落とし方、温度管理に苦戦されます。それでも2日間の講習を終え、しっかり練習して、それぞれのお店に取り入れていただいています。

皆様の大切なお店のメニューに加わるわけですから、導入を簡単には考えられません。お店の雰囲気に合うか、お店のブランドを傷つけないかなど、きっとそれぞれのお悩みもくぐり抜けての導入だったと思います。そんななかで、しっかりお店のメニューに加えていただいたところでは、お客様のご予約が増えたとか、シロダーラを知らない人が好きになってくれたとか、健康になってくれた、難病といわれた方が、少しずつ改善に向かっているなどとご報告をいただいています。私も心の底からよかったと感じます。

私も一セラピストです。目の前のお客様を元気にしたい。自分がかつてそうだったように、セラピストの手で笑顔にしたいとの思いで、この仕事を続けてきました。

ですが、いずれ私も一生を終えるでしょう。また私一人の手では、トリートメントができる数も限界があります。

かつて心身症に悩んでいた方が、シロダーラの施術を受けながら、半分になるまで回復してきたことがありました。ところが、ご主人様の転勤とともに、通えないほど遠くへお引越しされました。そのとき、私の手では限界があることを痛感しました。

今、たくさんのダーリストが立ち上がってくれています。最高齢のダーリストは82歳の男性です。岡山で初の美容師で、弟子もたくさん育てられ、今なお現役でお仕事をされています。その方がおっしゃったのは、「僕のお客さんも僕といっしょで歳がいってるんだよ。髪の毛だけじゃなく、健康のお世話もしたくってさ」。

なんて素敵な精神でしょう。誰かの役にたちたい。そんな思いのダーリストが増えてくれることを願っています。

そして、たくさんのダーリストの手によって、シロダーラがあたりまえの世の中になったら素晴らしいことです。気分が落ち込んだらシロダーラ、病気になる前にシロダーラ、アイディアが欲しいときにシロダーラ、お昼休憩にシロダーラ、会社帰りにシロダーラ、とにかく予防にシロダーラと、日常の生活で美容室に行くのがあたりまえになったように、シロダーラが広まってほしいと思います。

あるダーリストが素敵なことをいってくれました。ガソリンスタンドのように、シロダーラがどこでもできたらよいのに、そこには歳を重ねた、おばあちゃんのようなダーリストがいて、「疲れただろう、早くそこに寝なさい。シロダーラしてあげるから」と、人生をも包み込んでくれるダーリストがいたら、世の中、犯罪は減るのじゃないかしら、と。

私も悲惨なニュースを聞くたびに、また難病と闘うニュースを聞くたびに、シロダーラをして差し上げたいと心から思います。オーバーに聞こえるかもしれませんが、シロダーラで人としてのバランスを整え、人間らしい生活を送る。シロダーラは世界平和につながると、本気で信じています。

第五章

シロダーラＱ＆Ａ
知れば知るほど試してみたい
驚異の施術

シロダーラについて協会にいただく質問

質問を見ていただくと、まだシロダーラを経験したことのない方は、さらに興味が湧いてくるかもしれません。また、シロダーラの施術をするセラピストの方であれば、一般的な方はシロダーラをどのように思われているのか、何が気になるかが見えてくるでしょう。

ただし、こちらのQ＆Aは協会に寄せられるご質問ですので、一般的なサロンと同じ目線でない部分も含まれるかもしれません。

これまでシロダーラの理論なども含めて説明させていただいた内容と、同じ部分も多くありますが、Q＆Aとして改めてお伝えしました。

そうすることで、シロダーラの特徴をダイジェストでご覧いただけると思います。

Q1 シロダーラとアーユルヴェーダの違いってなんですか？

A

まだまだシロダーラとアーユルヴェーダの違いがわからず、一番よくいただくご質問です。よく、「アーユルヴェーダっておでこにオイルを垂らすやつだよね！」といわれます。

アーユルヴェーダは大きなくくり。シロダーラはアーユルヴェーダのくくりのなかのトリートメントの一つの名前。たとえるなら、総合病院という大きなくくりがアーユルヴェーダ。内科や外科などの小さな単位の科がトリートメントで、さらに内科のなかの、治療法の名前などの細かい単位がシロダーラになります。

Q2 シロダーラをすると、頭がオイルで数日ベタベタになりませんか？

A

セサミオイルのみで行う場合も、薬効成分を入れたオイルの場合も、ベタベタになります。当然、オイルはシャンプーしても、そう簡単には落ちません。

ですが、薬効成分のオイルで包まれた頭は、逆にシャンプーをせずに、薬効成分の浸透を楽しみましょう。シャンプーしてしまうと、せっかくの薬効成分が流れてしまいます。シロダーラ後は、シャンプーも軽く洗って流す程度にします。

また、トリートメントを受けに行くときの洋服は、多少オイルがついても大丈夫なものを着ることをおすすめします。

シロダーラはセサミオイルのイメージが強いですが、現地では必ずしもオイルだけを利用すると決まっていません。ヨーグルトの上澄み液、ホエーでシロダーラを行ったり、ハーブを煎じたハーブウォーターを使用したりすることもあります。ヤギのミルク（メアミルク）を使用することもあります。最近ではハーブや薬効成分が入った水溶性オイルも使用されます。そういったものを使うときは、頭がベタベタになる心配は少ないでしょう。

ただし、海外から雑貨として輸入されたオイルを日本で使用する場合、お客様に使用するのは危険です。本場インドやスリランカの薬効成分のなかには、薬事法にふれるものもあります。雑貨として輸入されるオイルは品質がさまざまです。

効果の高い薬効成分が入っているケースもありますが、雑貨扱いのオイルをお客様の身体に使用するのは、おすすめできません。

体質に合わない場合、危険を伴うので、セラピストの方は充分に注意してください。

Q3 シロダーラの効果って何？

A

まず、ストレスケアとして、とてもよい効果を発揮するといわれています。

また脳のケアをするともいわれているので、脳にある自立神経、視神経、嗅覚神経、聴覚神経などの神経系統の乱れを改善するといわれます。

そのほか、認知症予防、睡眠障害、心身症など、脳が関係するお悩みにも効果を発揮します。お客様の体験をお伝えした第一章にもありますが、抗がん剤の副作用を軽減してくれたり、免疫力を高める働きもあるようです。

冷え性の方が手足の冷えが楽になったり、薄毛が改善されたりするなどの美容的な効果も期待できます。

シロダーラは心、身体、美容までトータルにケアできるトリートメントといってもよいと思います。

Q4 シロダーラを受けたあとはテレビを見てはいけないの？

A

インドやスリランカのアーユルヴェーダ病院などに入院してシロダーラを受けると、トリートメントのあとは、できるかぎり目を使うことを控えるようにといわれます。テレビ、携帯電話、パソコンの電子機器だけでなく、明るさを避けて暗い部屋で過ごすため、本を読むことも禁じられる場合もあります。

ただし、これは現地で行われていることで、日本でスパや美容室などのサロンで受けた場合、先のようなことを実践するのは、なかなか難しいと思います。電車や車にも乗るでしょう。また、携帯を手放すのも難しいことです。

可能であれば、実践されると効果も出やすいかもしれません。けれど、1回のシロダーラで最高の効果を出すのもよいのですが、月に2回くらい、継続して受けることで、トリートメント後の生活の制限もあまりなく、効果も出ることでしょう。

Q5 シロダーラはおでこの上で、揺らしたほうがよいのではないですか？

A

シロダーラのオイルを垂らす方法は2つあります。オイルを入れたポットを左右にゆらゆらと揺らして、おでこにオイルをかける方法と、おでこの中央にある脳のツボ、第3の目や第6チャクラといわれる場所に、的を定めてオイルを落とす方法です。

アーユルヴェーダ・ドクターのなかでも、それぞれの意見があります。私自身、どちらも体験し、またどちらも施術しました。ちなみに、インドネシアやスリランカのドクターに学んだときは揺らさない方法でした。

経験上、施術を受ける方の好みで選んでよいのかなと思います。日本でも、揺らす施術、揺らさない施術、どちらも受けられます。

あるスリランカ・ドクターは揺らさないほうが、脳のツボによい刺激を与えられると教えてくれました。またあるスリランカ・ドクターは揺らしたほうが、リラクゼーション効果が高いと教えてくれました。

私自身、たくさんの方々にシロダーラのトリートメントを施術させていただきましたが、揺らさない方法は、短時間で瞑想状態へと導いてくれるように思います。もちろん、時間をかけてリラクゼーション効果を高める、揺らすタイプも気持ちよいでしょう。そのあたりは、やはり個人のお好み、時間など、さまざまな条件で考える必要があるかもしれません。

協会では、基本的に短時間で効果を出すためにも、揺らさないタイプを適用しています。

Q6 シロダーラのオイルの温度は？

A

テレビで見ると、よく体験者が温かくて気持ちよいといった感想を述べられます。そのせいもあり、シロダーラのオイルの温度は温かいというイメージをおもちの方も多いようです。

私が海外でトリートメントを受けたとき、あまりにも熱くて驚いたり、逆に冷たくて驚いたこともありました。そのつど、私も施術者にオイルの温度について質問をしました。すると、日本人は温かいのが好きだから、といった、感覚的な答えをいただいたこともあります。

またドクターごとに、いろいろな説を支持しています。体温より1~2度高いといった説、また体温よりも1~2度低いといった説。5000年もの長きに渡り、受け継がれたトリートメントですので、場所により、人により、さまざまな方法に分かれていったのでしょう。

これは、日本でも、お茶やお花の伝統文化が一つの方法だけではなく、流派が分かれているのと同じようなことではないかと考えます。ドクターによって若干の解釈に違いがあるのでしょう。

ただ、アーユルヴェーダ的にも頭は冷やしてあげるほうがよいと思われる場所なので、お風呂で浴びるシャワーのような温かい温度は適さないです。協会では、体温より1～2度高い程度とお伝えしています。

皆様のイメージでは、もっと温かいオイルが落ちてくると思っていらっしゃるので、なんだか冷たいと感じる方もいらっしゃいます。ですが、お客様のご希望どおりに温かい温度で落とした結果、的を定めたおでこの一点が赤くなり、低温火傷のようになる場合もあります。揺らす場合はそのリスクは減ります。

頭は身体の中でもコンピューターのような働きをしてくれているので、コンピューターが熱に弱いように、頭も温めるのはおすすめできません。今までのかずかずのシロダーラの経験上、体温とほぼ同じ温度から1度くらいの高さで感じるように、オイルを落とすと、お客様の満足度は高くなります。

Q7 シロダーラのオイルって もっとトロトロしていないの？

A

日本ではセサミオイルでシロダーラをするところが多くあります。そのため、オイルのテクスチャーでとろみを感じるのです。前の質問Q２を参考にしていただくとご理解いただけると思いますが、その方の体質に合わせてオイルを使用したり、水溶性オイルであったり、ハーブウォーターやメアミルクを使用するため、それぞれテクスチャーが変わります。

オイルのとろみは、ストレスの多い方にはあまりおすすめできないと、アーユルヴェーダ・ドクターもいっています。そのときはヨーグルトのホエーであったり、メアミルクやハーブウォーター、水溶性オイルなどを使用します。

Q8 シロダーラを受けたときに流れ落ちたオイル（デトックスオイル）には、どんな意味があるの？

A

よくいただくご質問なのですが、残念ながら、今の段階では、明確な答えをご用意できません。

当然のことながら、髪の毛についたほこりやトリートメント剤、整髪料等もデトックスオイルに混ざります。ですが、それだけではない濁りや、色の変化が見受けられます。またアーユルヴェーダ・ドクターもデトックスオイルには疲労物質などが含まれると伝えています。

このあたりはもっと研究を進め、オイルの色や濁りがどのような意味をもつのかを探求したいと思います。

Q9 シロダーラの施術料金の相場っていくらくらい？

A

店舗の場所、トリートメントの時間、使用する材料など、複合的な要素を含んで各サロンが施術料金を決めているので、一概にはお伝えできませんが、約60分のシロダーラでしたら1万円～3万円くらいと、少し通常のトリートメントより価格は高めになります。

高価なオイルを使用することや、設備、技術など、難しい面もあるので、セラピストのスキルも必要になります。また、アーユルヴェーダのなかでも〝キング・オブ・アーユルヴェーダ〟と呼ばれるくらい、価値の高いトリートメントでもあるので、あまり安くは提供しない傾向にあります。

Q10　トリートメントって女性が受けるイメージだけど、男性でも受けられますか？

A

Ｑ３のシロダーラの効果でも述べたように、さまざまな効果を発揮してくれるうれしいトリートメントがシロダーラです。とくに、男性は仕事が忙しい方も多く、大きな責任を負っている方も多いでしょう。愚痴をこぼすのも苦手で、ストレスを抱えやすいかもしれません。気分転換にとマッサージを受けるのも、整体のように服の上からのマッサージはよくても、オイルトリートメントのように施術者に直接素肌を触られることに、抵抗がある方も多いでしょう。

以上のことをふまえると、シロダーラは男性にとっても、救世主的なトリートメントになるのではないかと思います。しかも、抜け毛にも効果があるのですから。

更年期障害や認知症予防、記憶力を上げる受験勉強対策にも効果がありますので、老若男女問わない、どなたにも必要なトリートメントといえます。

Q11 素晴らしいといわれるシロダーラでも、やってはいけない人はいますか？

A

よくいただくご質問です。とくに妊婦さんや重篤なご病気の方などは、症状と合わせてご質問をいただきます。

基本的に、現在、医師の指示が必要な方、妊婦さんを含め、持病のある方も、医師の指示を最優先にしていただきたいと思います。最近では持病をおもちの方は、西洋医学や東洋医学、またアーユルヴェーダ的な治療を模索されています。西洋医学をよしとし、他の治療を否定される方、もしくは東洋医学をよしとし、他を否定される方もいらっしゃいます。その方個人の考え方は否定しませんが、アーユルヴェーダは西洋医学、東洋医学を含め、医学のルーツと言われています。アーユルヴェーダ的な考え方は多様を認めるところにあります。

これでないといけないではなく、これもあれもよいという考えをしていただくほうがよいと思います。極端に偏った考えは、治療法をせばめるだけでなく、ストレスを抱え込みやすくなるばかりか、他者を否定する傾向も現れてくるかもしれません。

あるアーユルヴェーダ・ドクターが教えてくださった言葉に、「ほどほど」がよいということがありました。中途半端に感じる方もいらっしゃるかもしれませんが、この「ほどほど」という考えは何にたいしても適用できると思います。

ただし、具体的に受けてはいけない方もいます。第3章でも述べたとおり、意識もうろうとしている方は受けられません。お酒を飲んでいたり、体調がすぐれなかったりしたときは、どんなトリートメントもやめておいたほうがよいでしょう。よけいに意識もうろうとした状態が進むことになるかもしれません。

また、てんかんの方も、脳のどの部分に原因があるのかわからないので、脳に対してトリートメントするシロダーラは避けたほうがよいでしょう。

不安に思うときは、ドクターの指示を仰ぐのが一番よいと思います。

Q12

シロダーラは自分1人でできないのですか？

A

シロダーラの素晴らしい効果を知れば知るほど、自分でできればよいのにと、私も思います。ですが、なかなか難しいのが現状です。シロダーラのオイルの落とし方、脳のツボ（第3の目、第6チャクラといわれる場所）に的を定める、適温のオイルを落とす、などなど、技術的なところで、人の手によってオイルの落ち方、温度、ツボの確認をするのが一番確実です。

ただ、最近ではオートメーションのシロダーラ・マシーンも登場しています。あらかじめ、オイルなどをセットして、オイルが落ちてくる位置に頭を置いて仰向けに寝れば、落ちてきたオイルをモーターで循環させて落とし続けてくれます。これからもどんどんとシロダーラの素晴らしさが解明されれば、新しい技術、新しい設備も誕生してくることでしょう。

人の手でやるよさ、手軽にできるマシーン、どちらも魅力的ですね。

Q13 インドとスリランカ、どちらがアーユルヴェーダの本場なの？

A

これはとても難しい質問です。そもそもアーユルヴェーダには5000年の歴史があり、その当時のことが、正確に資料として残されているわけではありません。インドで誕生したからインドが本場！　スリランカが正しくアーユルヴェーダを活用しているからスリランカ！　どちらも正解でしょう。またどちらの国もプライドをもってアーユルヴェーダを大切にしていることは事実です。

神話のような話ですが、アーユルヴェーダは神々が作ったことで誕生しました。そしてその昔、「リシ」と呼ばれる賢者たちが瞑想をして、神々のアーユルヴェーダを悟り、人々に伝えたとされています。そのリシたちはインドだけでなく、スリランカにもいたのだという説もあります。

結局のところ、神々が登場するところでは、一つの国にこだわるのも難しいのかもしれません。本場がどの国なのかにこだわるよりも、インドやスリランカが文化として守ってくれたことに敬意を払うべきことではないでしょうか。

そういったことをふまえたうえで、アーユルヴェーダを直訳すると、「生命哲学」ですから、命あるすべての人のなかに、アーユルヴェーダは存在しているのではないかと思います。

第五章

おわりに

シロダーラへの思いが熱く、いろいろとお伝えしてきました。

もちろん、私がお伝えするシロダーラだけが、シロダーラではありません。インドやスリランカ、バリ島で学んだ方、また日本で、協会以外で学んだ方々のシロダーラにも素晴らしいものがたくさんあります。

シロダーラを愛するものとして、ともにシロダーラが皆様の知るところとなり、トリートメントに対する抵抗が、少しでも減ってくれるとうれしく思います。ストレス社会の現代にあって、救世主的なメニューがシロダーラだと考えています。そして、今後もシロダーラの探求を続けていきたいと思います。もしごいっしょにシロダーラで誰かのお役に立ちたいとお考えの方がいらっしゃれば、協会までご一報いただけるとうれしいです。

５０００年も前からあるシロダーラには、決して流行に左右されないパワーがあります。今の時代だからこそ、必要なトリートメントとして生き残ってくれたのでしょう。

現代まで、たくさんの方が受け継いでくださったことに感謝します。
また、シロダーラの開発にご協力してくださった方、いっしょにダーリストとして、シロダーラをトリートメントしてくださる方、シロダーラを愛してくださる方々に心から感謝いたします。

田畑優美子

参考文献

『やさしいアーユルヴェーダ』　上馬場和夫著　ＰＨＰ研究所

『アーユルヴェーダ入門』　上馬場和夫・西川眞知子著　地球丸

『癒しのアーユルヴェーダ』　佐々木薫著　ＢＡＢジャパン

『アーユルヴェーダ実践ＢＯＯＫ』　上馬場和夫著　地球丸

『これ一冊できちんとわかるアーユルヴェーダ』
　西川眞知子　毎日コミュニケーションズ

『新版　インドの生命科学　アーユルヴェーダ』
　上馬場和夫・西川眞知子著　農山漁村文化協会

『輪廻転生とカルマの法則』
　スワーミー・メーダサーナンダ著　日本ヴェーダーンタ協会

『すべての疲労は脳が原因』　梶本修身著　集英社

『脳と心を支配する物質』　生田哲著　ソフトバンククリエイティブ

『大いなる生命学』　青山圭秀著　三五館

著者紹介

田畑優美子（たばた　ゆみこ）
一般社団法人日本シロダーラ協会代表理事。株式会社華蓮代表取締役。美・健・学　オリーブ　オーナー。オリーブセラピストスクール代表。
交通事故で愛する家族を亡くし、心身ともにダメージを受けているとき、知人にエステティックの施術をすすめられ、その後、自分自身もセラピストの道へ。2007 年インドネシア政府のアーユルヴェーダトリートメントのライセンスを取得。2011 年第 1 回エステティックグランプリの感動物語部門でグランプリを受賞。翌年同大会で顧客満足部門、関西地区第 1 位を獲得、2015 年の同大会でフェイシャル技術部門グランプリを受賞。2017 年に国際ライセンス（エステティシャン）ゴールド・マスターの最高ライセンスを取得。2017 年に日本健康促進医学会学術総会、2018 年に健康促進未病改善医学会で学術発表。現在は東京と奈良を拠点にサロンを経営する傍ら、シロダーラの施術の普及に尽力。後進からの信頼も厚く「癒やしのカリスマ講師」と呼ばれる。

一般社団法人日本シロダーラ協会
http://www.j-shirodara.com

「美しさ」と「生命力」を同時に手に入れる驚異の施術
“キング・オブ・アーユルヴェーダ”
シロダーラの奇跡

2018年9月20日　初版第1刷発行

著　者　田畑優美子
発行者　東口敏郎
発行所　株式会社BABジャパン
〒151-0073 東京都渋谷区笹塚1-30-11　4・5F
TEL　03-3469-0135　　FAX　03-3469-0162
URL　http://www.bab.co.jp/
E-mail　shop@bab.co.jp
郵便振替　00140-7-116767
印刷・製本　中央精版印刷株式会社

ISBN978-4-8142-0163-1 C2077

BOOK Collection

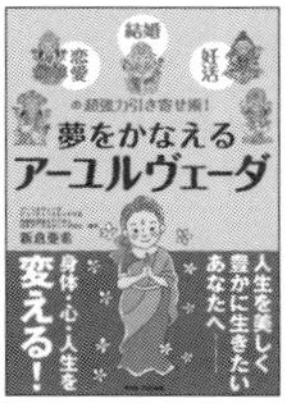

夢をかなえるアーユルヴェーダ

～恋愛・結婚・妊活の　超強力引き寄せ術!～

人生を美しく豊かに生きたいあなたへ――身体・心・人生を変える!　アーユルヴェーダとは、インドで 5000 年以上続く伝統医学。〝長寿の知恵〟と呼ばれる。体質を知って本来の自分を取り戻し、心と身体の健康を維持することを目的とする。本書では、体質チェックで、その人に合った健康管理や食事法、メンタルの整え方を解説。日常生活に沿った実用的な知恵を、自宅で実践しやすい方法で紹介!

●新倉亜希 著　●四六判　●200頁　●本体1,500円+税

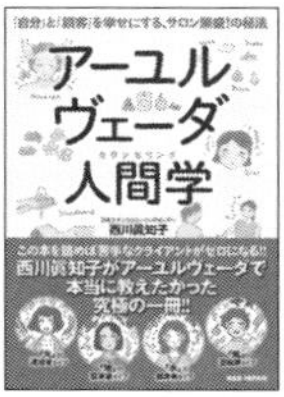

～「自分」と「顧客」を幸せにする、サロン繁盛！の秘法～

アーユルヴェーダ人間学

サロン繁盛に結びつく人間関係の取扱説明書!!　西川眞知子がアーユルヴェーダで本当に教えたかった究極の一冊!! インド 5000 年の伝統医学であり、別名「人間の取扱説明書」ともいえるアーユルヴェーダ。この本では、アーユルヴェーダが得意とする、タイプ別“人の見方”“接し方”“ケア法”をプロがカウンセリングで使えるレベルで紹介。「身体と心の法則」（気質や体質、今の心の状態）を診断し、人間関係やカウンセリングにすぐに役立ててもらえる一冊です。

●西川眞知子 著　●四六判　●202頁　●本体1,400円+税

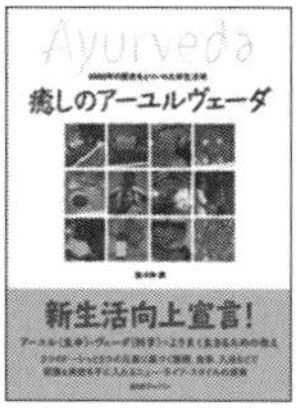

5000 年の歴史をとりいれた新生活術

癒しのアーユルヴェーダ

新生活向上宣言!　アーユル（生命）+ヴェーダ（科学）=より良く生きるための教え。テレビ・雑誌で今最も注目を集めるセラピー、スリランカ式アーユルヴェーダ。本書はその解説書の決定版です。3つのドーシャと5つの元素に基づく睡眠、食事、入浴などトリートメント法を知りたいセラピストをはじめ、新しいライフスタイルを求める人すべてにオススメのスリランカ式アーユルヴェーダ決定本!

●佐々木薫 著　●A5判　●168頁　●本体1,600円+税

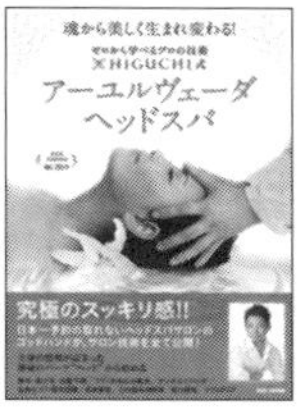

魂から美しく生まれ変わる!ゼロから学べるプロの技術

HIGUCHI 式アーユルヴェーダヘッドスパ

頭の解剖学、アーユルヴェーダ理論、ヘッドスパの手技、スピリチュアル、チャクラ、集客と信頼につながる接客術など、日本一予約の取れないヘッドスパサロンのゴッドハンドがサロン技術を全て公開します。「アーユルヴェーダ」では、ヘッドを宇宙のエネルギーを取り入れるための入り口だと考えています。また、ヘッドには全身の情報が詰まっていて、全身に指令を出す部位でもあります。この神秘のパーツ“ヘッド”をケアすることで魂から全身へとつながる究極の美を体験することができます。

●樋口賢介 著　●B5判　●152頁　●本体1,600円+税

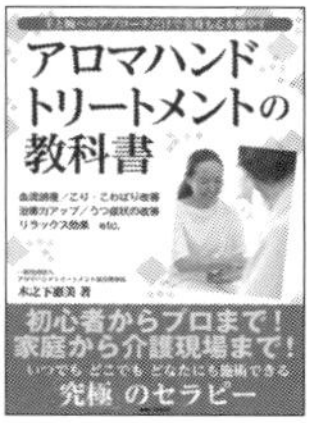

手と腕へのアプローチだけで全身も心も癒やす

アロマハンドトリートメントの教科書

アロマハンドトリートメントは、“手で手を看る療法”です。手で手を看ることで、瞬時に気づきが伴うケアがはじまります。瞬時に起きる気づきが、セラピストとクライアントの間を行き来して互いを共感でつなぐことで、言葉を超えたコミュニケーションが生まれ、単なるマッサージを超えた癒しをもたらします。

●木之下恵美 著　●B5判　●176頁　●本体1,800円+税

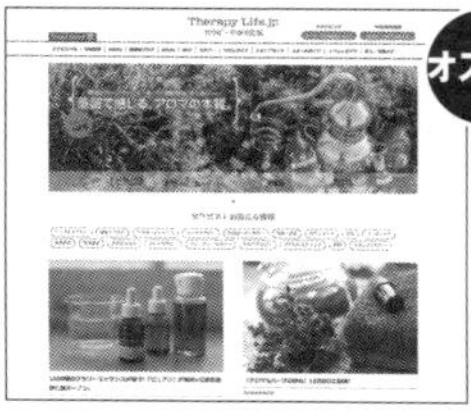